Manual do Técnico em EEG

Thieme Revinter

Lisiane Seguti Ferreira
Professora Associada da Faculdade de Medicina da Universidade de Brasília (UnB)
Médica Neurologista Infantil e Neurofisiologista
Doutora em Ciências Médicas

Fabio Viegas Caixeta
Professor Adjunto de Fisiologia da Universidade de Brasília (UnB)
Orientador na PPG de Engenharia Biomédica da UnB
Biólogo
Mestre em Psicobiologia e Doutor em Neurociências

André Gustavo Fonseca Ferreira
Responsável Técnico Assistencial da Unidade de Neurologia do Hospital de Base do Distrito Federal
Médico Neurologista e Neurofisiologista

Paulo Emidio Lobão Cunha
Neurologista Infantil do Hospital Universitário de Brasília
Médico Neurofisiologista
Supervisor do Programa de Residência Médica em Neurofisiologia do Hospital Universitário de Brasília

Prefácio
Carlos A. M. Guerreiro
Professor Titular de Neurologia da Universidade Estadual de Campinas (Unicamp)

Manual do Técnico em EEG

Segunda Edição

Lisiane Seguti Ferreira
Fabio Viegas Caixeta
André Gustavo Fonseca Ferreira
Paulo Emidio Lobão Cunha

Prefácio
Carlos A. M. Guerreiro

Thieme
Rio de Janeiro • Stuttgart • New York • Delhi

Dados Internacionais de Catalogação na Publicação (CIP) (eDOC BRASIL, Belo Horizonte/MG)

M294

    Manual do Técnico em EEG / Lisiane Seguti Ferreira... [et al.]; prefácio Carlos A. M. Guerreiro. – 2.ed. – Rio de Janeiro, RJ: Thieme Revinter, 2023.

    214 p.: il; 14 x 21 cm.
    Inclui Índice Remissivo e Bibliografia
    ISBN   978-65-5572-173-7
    eISBN 978-65-5572-174-4

    1. Eletroencefalografia – Manuais, guias, etc. I. Ferreira, Lisiane Seguti. II. Caixeta, Fabio Viegas. III. Ferreira, André Gustavo Fonseca. IV. Cunha, Paulo Emidio Lobão.

                               CDD: 616.8046

Elaborado por Maurício Amormino Júnior – CRB6/2422

Contato com os autores:
Lisiane Seguti Ferreira
lisiane@unb.br

Fabio Viegas Caixeta
fvcaixeta@unb.br

© 2023 Thieme
Todos os direitos reservados.
Rua do Matoso, 170, Tijuca
20270-135, Rio de Janeiro – RJ, Brasil
http://www.ThiemeRevinter.com.br

Thieme Medical Publishers
http://www.thieme.com

Capa: Thieme Revinter Publicações Ltda.
Créditos Imagem da Capa: imagem da capa combinada pela Thieme usando a imagem a seguir:
silhouette of the head – © VLADGRIN/ shutterstock

Impresso no Brasil por Hawaii Gráfica e Editora Ltda.
5 4 3 2 1
ISBN 978-65-5572-173-7

Também disponível como eBook:
eISBN 978-65-5572-174-4

Nota: O conhecimento médico está em constante evolução. À medida que a pesquisa e a experiência clínica ampliam o nosso saber, pode ser necessário alterar os métodos de tratamento e medicação. Os autores e editores deste material consultaram fontes tidas como confiáveis, a fim de fornecer informações completas e de acordo com os padrões aceitos no momento da publicação. No entanto, em vista da possibilidade de erro humano por parte dos autores, dos editores ou da casa editorial que traz à luz este trabalho, ou ainda de alterações no conhecimento médico durante o processo de produção deste livro, nem os autores, nem os editores, nem a casa editorial, nem qualquer outra parte que se tenha envolvido na elaboração deste material garantem que as informações aqui contidas sejam totalmente precisas ou completas; tampouco se responsabilizam por quaisquer erros ou omissões ou pelos resultados obtidos em consequência do uso de tais informações. É aconselhável que os leitores confirmem em outras fontes as informações aqui contidas. Sugere-se, por exemplo, que verifiquem a bula de cada medicamento que pretendam administrar, a fim de certificar-se de que as informações contidas nesta publicação são precisas e de que não houve mudanças na dose recomendada ou nas contraindicações. Esta recomendação é especialmente importante no caso de medicamentos novos ou pouco utilizados. Alguns dos nomes de produtos, patentes e design a que nos referimos neste livro são, na verdade, marcas registradas ou nomes protegidos pela legislação referente à propriedade intelectual, ainda que nem sempre o texto faça menção específica a esse fato. Portanto, a ocorrência de um nome sem a designação de sua propriedade não deve ser interpretada como uma indicação, por parte da editora, de que ele se encontra em domínio público.

Todos os direitos reservados. Nenhuma parte desta publicação poderá ser reproduzida ou transmitida por nenhum meio, impresso, eletrônico ou mecânico, incluindo fotocópia, gravação ou qualquer outro tipo de sistema de armazenamento e transmissão de informação, sem prévia autorização por escrito.

PREFÁCIO

O livro *Manual do Técnico em EEG*, 2ª edição, dos autores Lisiane Seguti, Fábio Caixeta, André Fonseca e Paulo Lobão, vem suprir uma lacuna editorial importante no nosso meio. Os editores reuniram um corpo de autores especializados e experientes na área.

Dirigido aos técnicos em EEG, fornece informações didáticas, atualizadas, inclusive aos neurofisiologistas clínicos e médicos que interpretam o EEG. Além de claro, objetivo e muito bem ilustrado, é de agradável leitura.

Durante a minha formação em neurofisiologia clínica (*Fellowship*) no Tufts New England Medical Center, em Boston, nos anos 1980 e 1981, tive o privilégio de conviver com Bruce Ehrenberg, John Barlow e com a chefe das técnicas, Katheleen McPeck. Esta última teve a sua formação com o neurofisiologista clínico John Knott. Ela foi fundamental no serviço de EEG. Todos os exames, quando anormais ou controversos, eram lidos por três de nós. Vi, muitas vezes, a Kathy dar o voto de minerva, tamanha a sua competência e experiência. Logo que saí, a Kathy foi contratada como a técnica chefe do laboratório de Neurofisiologia do Massachussets General Hospital, da Harvard University. Kathy, além de competente, era de fácil convívio e entusiasta da área. Esta descrição é para realçar a importância de um técnico(a) competente e dedicado, determinantes da qualidade de um serviço de EEG.

Este livro não pode faltar nos bons laboratórios de EEG.

Assim, só me resta parabenizar os colegas pelo esforço e dedicação por esta importante obra editorial.

Carlos A. M. Guerreiro
Prof. Titular de Neurologia da
Universidade Estadual de Campinas (UNICAMP)

APRESENTAÇÃO

O técnico em EEG é uma peça-chave para garantir a boa qualidade dos exames realizados dentro e fora de um laboratório de EEG. Cabe ao técnico o domínio da arte necessária para a aquisição dos dados eletrofisiológicos, desde a delicada etapa de colocação dos eletrodos até o manuseio dos equipamentos avançados. Para dominar essa arte, é necessário unir a teoria à prática. Por um lado, o técnico em EEG precisa ter boas habilidades sociais, destreza manual, paciência e muita dedicação. Por outro lado, são fundamentais a aquisição de conhecimentos teóricos básicos e a constante atualização, aliada a um processo permanente de aprimoramento, a fim de garantir a confiabilidade do exame.

Dez anos após a primeira edição, lançamos a segunda edição do Manual do Técnico em EEG, totalmente repaginada. Diante da ampliação do papel do técnico e o reconhecimento incontestável da importância do seu trabalho para obtenção do diagnóstico precoce e definição de conduta, foram incluídas atualizações sobre especificações técnicas nacionais, a terminologia foi revisada e novos capítulos foram acrescentados. Para facilitar a leitura, no final de cada capítulo, foi feito um resumo, salientando os principais pontos abordados. Enfim, preparamos este manual para ser lido e relido de maneira prazerosa, e para que sirva de base didática para o treinamento e a formação dos técnicos em EEG do Brasil.

Boa leitura!

Os Autores

COLABORADORES

Alfredo Leboreiro Fernandez
Professor Adjunto de Neurologia da Universidade Federal do Triângulo Mineiro (UFTM)
Médico Neurologista e Neurofisiologista
Mestre e Doutor em Ciências Médicas

Aurivan Barbosa
Técnico em Equipamentos Hospitalares
Graduando em Engenharia Elétrica

Denise Ferreira França
Neurologista do Hospital Sírio-Libanês e do Hospital Regional Leste/S, ES DF
Médica Neurofisiologista

Diane Regina Moutinho Felix
Neurologista do Hospital Estadual Central Doutor Benício Tavares Pereira, ES
Médica Neurofisiologista

Geórgia Lyrio Horta Oliveira
Neurologista do Hospital Santa Marcelina de São Paulo
Médica Neurofisiologista

Helena de Carvalho Schuch
Doutoranda em Neurociências pela Georgetown University, EUA
Bióloga
Mestre em Neurociências

Jair Trapé Goulart
Professor Adjunto de Fisiologia da Universidade de Brasília (UnB)
Orientador na PPG em Engenharia Biomédica da UnB
Biólogo
Mestre e Doutor em Engenharia Elétrica

Jeana Torres Corso Duarte
Neurologista da Unidade de Pesquisa e Tratamento das Epilepsias da Universidade Federal de São Paulo (Unipete-Unifesp)
Médica Neurofisiologista
Doutora em Ciências Médicas

Liliane Ângela de Oliveira
Médica Neurologista
Neurofisiologista do Hospital Regional da Asa Norte SES, DF e Hospital Brasília

Lucas Cruz Costa Leal
Médico Neurologista
Neurofisiologista do Hospital Regional de Taguatinga, DF

Ludmila Aragão Feitosa
Neurologista Infantil do Hospital da Criança de Brasília
Médica Neurofisiologista

Paula Diniz dos Santos Moreira Rossi
Neurologista Infantil do Hospital Universitário Júlio Muller de Mato Grosso
Médica Neurofisiologista

Paula Maria Preto Mimura
Professora da Faculdade de Medicina da Pontifícia Universidade Católica de Sorocaba
Médica Neurologista Infantil e Neurofisiologista
Mestre em Ciências Médicas

Pedro Sudbrack Oliveira
Professor Adjunto da Faculdade de Medicina da Universidade de Brasília (UnB)
Médico Neurologista e Neurofisiologista
Mestre e Doutor em Ciências Médicas

Raimunda Nonata Melo Rosendo
Técnica em EEG do Hospital das Forças Armadas
Bióloga Licenciada

Renata Cristina Franzon Bonatti
Professora Associada de Neurologia da Universidade Federal do Triângulo Mineiro (UFTM)
Médica Neurologista e Neurofisiologista
Mestre e Doutora em Ciências Médicas

Rosângela Pereira da Silva
Técnica em EEG
Graduanda em Fisioterapia

Tayrine da Silva Gonçalves
Neurologista Infantil do PROADI/Hospital Israelita Albert Einstein
Médica Neurofisiologista

Wajiha Nasser Ximenes
Neurologista e Neurofisiologista
Supervisora de Residência Médica (por 8 anos no HBDF)

SUMÁRIO

PARTE I
CONHECIMENTOS BÁSICOS SOBRE O EEG E SUAS INDICAÇÕES

1 UMA BREVE HISTÓRIA DO EEG 3
Lisiane Seguti Ferreira ▪ Fabio Viegas Caixeta

2 BASES DA ATIVIDADE ELÉTRICA CEREBRAL 15
Helena de Carvalho Schuch ▪ Pedro Sudbrack Oliveira
Fabio Viegas Caixeta

3 NEUROANATOMIA E AS FUNÇÕES CEREBRAIS 23
Fabio Viegas Caixeta ▪ Wajiha Nasser Ximenes ▪ Lisiane Seguti Ferreira

4 INDICAÇÕES CLÍNICAS PARA UM EXAME DE EEG 31
Alfredo Leboreiro Fernandez ▪ Lisiane Seguti Ferreira
Renata Cristina Franzon Bonatti

5 ASPECTOS GERAIS SOBRE CRISES EPILÉPTICAS E EPILEPSIA 39
Denise Ferreira França ▪ Lisiane Seguti Ferreira

PARTE II
O EEG NA PRÁTICA

6 O QUE SE ESPERA DE UM BOM TÉCNICO DE EEG 55
Lisiane Seguti Ferreira ▪ André Gustavo Fonseca Ferreira
Paulo Emidio Lobão Cunha ▪ Fabio Viegas Caixeta

7 SEGURANÇA EM PRIMEIRO LUGAR: CUIDADOS COM A ELETRICIDADE ... 61
Lucas Cruz Costa Leal ▪ Jair Trapé Goulart ▪ Fabio Viegas Caixeta

8 PREPARANDO A SALA DE EXAMES DO EEG 69
Lisiane Seguti Ferreira ▪ Jair Trapé Goulart ▪ Fabio Viegas Caixeta

9 INSTRUMENTAÇÃO EM EEG 77
Paula Diniz dos Santos Moreira Rossi ▪ Paulo Emidio Lobão Cunha

10 PREPARO DO PACIENTE E SEDAÇÃO 85
Paulo Emidio Lobão Cunha ▪ André Gustavo Fonseca Ferreira

11 MONTAGEM DOS ELETRODOS DE EEG 91
André Gustavo Fonseca Ferreira

12 ROTINA DE EEG 103
André Gustavo Fonseca Ferreira ▪ Liliane Ângela de Oliveira

13 MÉTODOS DE ATIVAÇÃO 113
Jeana Torres Corso Duarte ▪ André Gustavo Fonseca Ferreira

14 ARTEFATOS 119
Denise Ferreira França ▪ André Gustavo Fonseca Ferreira

15 PECULIARIDADES TÉCNICAS NO EEG DA CRIANÇA 133
Paulo Emidio Lobão Cunha ▪ Ludmila Aragão Feitosa

16 APONTAMENTOS DE UM TÉCNICO EXPERIENTE 139
Raimunda Nonata Melo Rosendo ▪ Rosângela Pereira da Silva
André Gustavo Fonseca Ferreira

PARTE III
EEG EM SITUAÇÕES ESPECIAIS

17 EEG EM UTI 149
Paulo Emidio Lobão Cunha ▪ Georgia Lyrio Horta Oliveira

18 CUIDADOS TÉCNICOS NA MORTE ENCEFÁLICA 159
Diane Regina Moutinho Félix ▪ Lisiane Seguti Ferreira

19 POLIGRAFIA NEONATAL 167
Tayrine da Silva Gonçalves ▪ Paulo Emidio Lobão Cunha

20 INFORMAÇÕES BÁSICAS SOBRE O VIDEOELETROENCEFALOGRAMA 175
Paulo Emidio Lobão Cunha ▪ Lisiane Seguti Ferreira

PARTE IV
QUANDO PEDIR SOCORRO?

21 IDENTIFICANDO SITUAÇÕES DE ALERTA NO EEG 185
Paula Maria Preto Mimura ▪ André Gustavo Fonseca Ferreira ▪ Lisiane Seguti Ferreira

22 O PACIENTE TEVE UMA CRISE, O QUE EU FAÇO?! 193
Pedro Sudbrack Oliveira ▪ Paulo Emidio Lobão Cunha

REFERÊNCIA RÁPIDA AO TÉCNICO DE EEG 199
Aurivan Barbosa

ÍNDICE REMISSIVO 201

Manual do Técnico em EEG

Thieme Revinter

Parte I CONHECIMENTOS BÁSICOS SOBRE O EEG E SUAS INDICAÇÕES

UMA BREVE HISTÓRIA DO EEG

CAPÍTULO 1

Lisiane Seguti Ferreira
Fabio Viegas Caixeta

AS ORIGENS DO ELETROENCEFALOGRAMA (EEG)

EEG. Três letras, representando três palavras: eletro – encéfalo – grama. Se falássemos grego antigo, diríamos ἤλεκτρον (eletro, ou 'âmbar) – ἐγκέφαλος (de dentro da cabeça) – γράμμα (peso). O peso do âmbar de dentro da cabeça? Âmbar? Como assim? O que aquela pedra fossilizada feita de seiva de árvore petrificada tem a ver com medir o sinal elétrico do cérebro de alguém? Que história é essa? – você pode estar se perguntando.

Tudo começou com um acidente quase fatal, um telegrama urgente, e a tentativa de provar a telepatia. Em 1893, o jovem Hans Berger, pouco antes do seu aniversário de 20 anos, havia se alistado para um ano de treinamento militar, e servia na cavalaria. Numa bela manhã de primavera, enquanto praticava manobras militares sobre montaria, seu cavalo perdeu o equilíbrio, e Hans e seu cavalo caíram no chão, parando bem no caminho de um canhão que vinha em uma carroça puxada por nada menos que seis cavalos. Contemplando a própria morte, Hans Berger pensou que aquele seria seu fim. Por sorte, o soldado responsável pela carroça conseguiu frear a tempo, e Hans Berger saiu dali ileso, mas bastante assustado.

Na tarde do mesmo dia, enquanto ainda se recuperava do susto que teve mais cedo, Hans recebeu um telegrama urgente de seu pai. Na correspondência seu pai perguntava se ele estava bem, e dizia que sua irmã mais velha estava muito preocupada com ele, dizia ter certeza absoluta de que Hans tinha sofrido um acidente grave naquele dia.

Hans Berger ficou incrédulo ao ler o telegrama enviado a pedido de sua irmã. Como sua irmã, que estava a quilômetros de distância na hora do acidente, poderia ter sabido do ocorrido? O que explicaria tamanha coincidência? Para Berger, não havia dúvidas de que se tratava de um caso de telepatia. Muitos anos mais tarde, em 1940, Hans escreveu: "Foi um caso de telepatia

3

espontânea quando eu estava em risco mortal e, enquanto eu contemplava a morte certa, eu transmiti meus pensamentos, e minha irmã, que era particularmente querida para mim, recebeu a mensagem."

Após terminar o treinamento militar Hans Berger decidiu estudar medicina e neurofisiologia, determinado a descobrir como sua irmã teria conseguido receber uma mensagem telepática. Ele obteve seu diploma de medicina em 1897, e realizou diversos experimentos com animais e com humanos, buscando nas variações de pressão, temperatura e eletricidade, alguma explicação fisiológica para fenômenos mentais. E assim, após anos de tentativas frustradas e trabalho perseverante, em 1924, Berger conseguiu o primeiro registro da atividade cerebral espontânea de um ser humano saudável. Após mais cinco anos de experimentação, refinamento e ajustes, em 1929 Hans Berger publicou seu artigo científico seminal: "Über das Elektrenkephalogramm des Menschen" (Sobre o eletroencefalograma em humanos). E ali começa a história do nosso EEG (Fig. 1-1).

Mas, espere aí! Não podemos dar todo o crédito do EEG somente para Hans Berger. Nas palavras do físico e matemático Isaac Newton, que revolucionou nossa compreensão de como o mundo físico funciona: "Se eu vi mais longe, foi por estar sobre os ombros de gigantes." É importante conhecermos um pouco sobre as várias mentes brilhantes contribuíram para a criação do equipamento de EEG. No restante deste capítulo vamos passear pela História e revisitar algumas descobertas que permitiram o desenvolvimento do EEG. Vamos ver como e onde surgiu a ideia de que temos eletricidade dentro de nossos corpos, e como o estudo dessa eletricidade orgânica permitiu a invenção desse aparelho incrível que ajuda tantas pessoas nos dias de hoje.

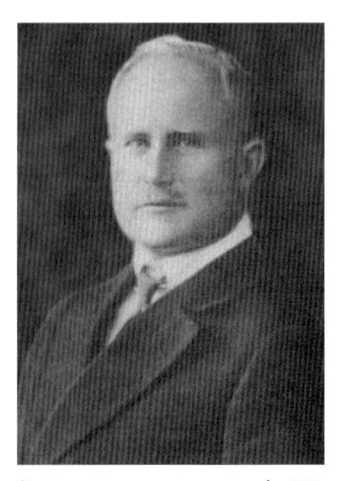

Fig. 1-1. O alemão Hans Berger, o inventor do EEG em humanos.

A DESCOBERTA DA ELETRICIDADE ANIMAL

Na Grécia Antiga, por volta de 600 antes de Cristo (a.c.), Thales de Mileto fez as primeiras observações "científicas" sobre a eletricidade. Ele descobriu que ao esfregar lã de carneiro em um pedaço de âmbar, uma resina fóssil, o âmbar adquiria a propriedade de atrair pequenos pedaços de palha seca, e também arrepiava os pelos do seu braço. O filósofo e matemático grego, intrigado com aquela força invisível que atraia pequenos objetos, pensou que esse fenômeno estava saindo do âmbar, que em grego se chama *élektron*, e é por isso que até hoje chamamos essa força invisível de **eletricidade**.

Passaram-se mais de 2.000 anos até que, em 1600, o médico e físico inglês William Gilbert (1544-1603) descobriu que vários materiais além do âmbar, quando atritados, comportavam-se "como o âmbar", o que ele chamou de **força elétrica**. Gilbert também inventou o primeiro instrumento para medir a eletricidade estática, o **electroscópio**, e assim abriu o caminho para novas pesquisas. Cem anos mais tarde, o norte-americano Benjamim Franklin (1706-1790) descreveu a eletricidade como um fluido e referiu-se aos estados elétricos positivo e negativo como um excesso ou deficiência desse fluido.

O próximo capítulo da nossa história aconteceu na Itália, pouco antes de 1800, quando Luigi Galvani (1737-1798), um professor da Faculdade de Medicina de Bolonha, acidentalmente descobriu que a estimulação elétrica de animais causava movimentos, mesmo em animais já sem vida. A bem da verdade foi a esposa de Galvani, Lucia Galeazzi Galvani, que fez as primeiras observações desse fenômeno. Enquanto preparava uma sopa de rã, Lucia Galvani observou que havia contração muscular quando a rã era estimulada por um garfo.

Luigi Galvani dedicou anos de sua vida ao estudo desse "**fluído vital**", e determinou que a contração ocorria porque a eletricidade estava presente nos animais. Seus trabalhos foram pioneiros na **eletrofisiologia**, e Galvani foi o responsável, pela descoberta da atividade elétrica biológica e pelos primeiros estudos de **fisiologia neuromuscular**. Esta seria uma das bases para a aplicação da eletricidade na área médica. Entretanto, Galvani foi longe demais, e chegou ao ponto de propor a criação de baterias elétricas formadas exclusivamente por patas de rãs (Fig. 1-2)!

A proposta de Galvani de que a essência da vida estava na eletricidade seduziu toda a Europa. O exemplo mais famoso é o livro Frankenstein (considerado o primeiro livro de ficção científica da história, escrito pela inglesa Mary Shelley em 1818), em que a eletricidade trouxe vida à criatura. Foi então que Alessandro Volta (1745-1827), um físico italiano, contrapôs-se ao conceito de fluido elétrico animal, reinterpretou os experimentos de Galvani e descobriu que a eletricidade estava sendo gerada pelo contato de metais diferentes, e não pelos músculos dos animais. A partir desses estudos Volta inventou a **pilha elétrica**, criou a bateria de zinco e prata, e definiu conceitos como corrente e resistência elétrica. A pilha de Volta foi a fonte necessária para muitas descobertas do mundo moderno (Fig. 1-3).

Mais avanços científicos vieram da Itália nesse período. O anatomista Luigi Rolando uniu os princípios da **eletricidade biológica** aos conceitos de corrente elétrica e experimentou com estimulações elétricas no cérebro de animais. Com seus conhecimentos anatômicos, confeccionou o **primeiro manual de neuroanatomia fisiológica**, datado de 1809. A partir de então, abriu-se um campo para pesquisas sobre a localização das funções cerebrais (Fig. 1-4).

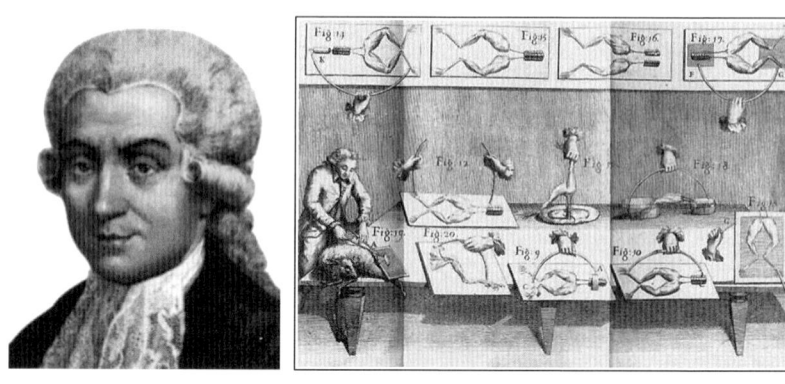

Fig. 1-2. O italiano Luigi Galvani (1737-1798) e uma ilustração do seu trabalho com patas de rãs para estudar a eletricidade animal, retirado do livro De Viribus – Electricitatis in Motu Musculari, de 1792.

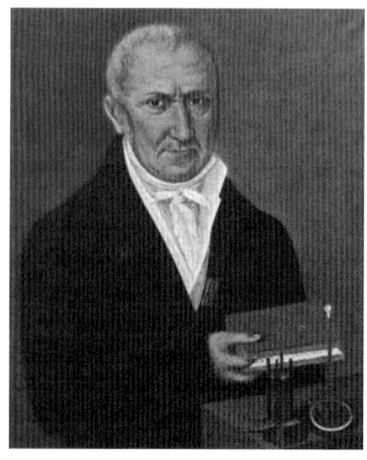

Fig. 1-3. O italiano Alessandro Volta (1745-1827) e uma de suas famosas pilhas voltaicas, que são muito usadas até os dias de hoje.

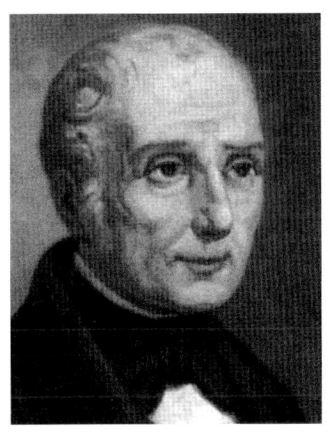

Fig. 1-4. O italiano Luigi Rolando (1773-1831), o primeiro cientista a reconhecer que diferentes regiões cerebrais estão envolvidas em diferentes funções.

As aplicações clínicas para todos esses avanços científicos avançaram na Inglaterra com John Hughlings Jackson, em 1860. Hughlings Jackson hoje é considerado o pai da **neurologia**, da **neurofisiologia clínica**, e da **neurociência cognitiva**. Ele reuniu e sistematizou todo conhecimento da fisiologia cerebral e dos nervos periféricos, propôs a Teoria da Neurologia Evolutiva, descreveu a epilepsia, e propôs genialmente que a causa da epilepsia seria um excesso de excitação, indo contra a teoria dominante de que o cérebro era um órgão inerte e inexcitável (Fig. 1-5).

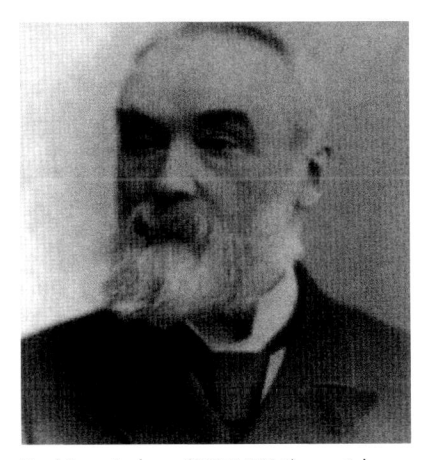

Fig. 1-5. O inglês John Hughlings Jackson (1835-1911), o pai da neurologia moderna.

Na Alemanha, em 1870, Gustav Fritsch e Eduard Hitzig comprovaram experimentalmente a teoria de Hughlings Jackson sobre a epilepsia, e também demonstraram a existência dos **mapas somatotópicos** em humanos usando a estimulação cerebral elétrica, confirmando as previsões de Jackson sobre a **anatomia das funções cerebrais**. Juntos eles publicaram um artigo intitulado *On the electrical excitability of the cerebrum* e destronaram definitivamente a teoria da inexcitabilidade cerebral (Fig. 1-6).

Nos meados de 1850 já se tinha certeza de que a eletricidade era fundamental para o bom funcionamento do cérebro. Faltava agora alguém demonstrar como isso acontecia em seres vivos. As primeiras tentativas de medir **a eletricidade cerebral em animais vivos** foram feitas pelo inglês Richard Caton (1842-1926) em 1875 (Fig. 1-7). Caton observou correntes em variadas direções quando os eletrodos eram colocados em dois pontos diferentes, seja na substância cinzenta, seja no escalpo de animais vivos anestesiados. Esta seria a base para o EEG. Caton também foi o precursor em definir diferenças de polaridade entre a superfície cortical e as áreas mais profundas, e foi o pioneiro nos trabalhos de **potencial evocado**.

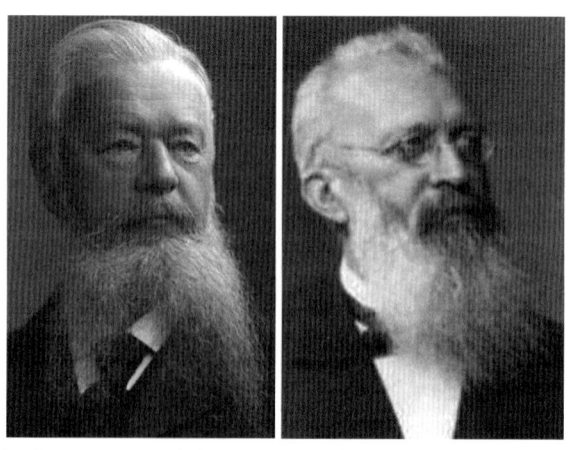

Fig. 1-6. Os alemães Gustav Fritsch (1838-1927) e Eduard Hitzig (1838-1907), responsáveis pela confirmação da função da eletricidade cerebral.

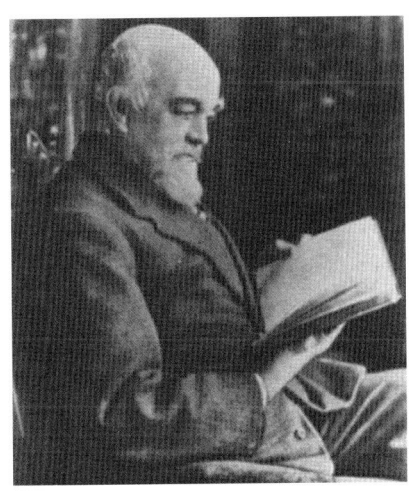

Fig. 1-7. O inglês Richard Caton (1842- 1926) realizou os primeiros registros de EEG em animais.

No mesmo período também realizaram experimentos elétricos em animais o austríaco Ernst von Fleischl-Marxow (1846-1891), em 1883, o polonês Adolf Beck (1863-1942), em 1890, e o russo Vasily Yakovlevich Danilewsky (1852-1939), em 1877. Em vários países pesquisadores independentes começavam a usar técnicas mirabolantes com espelhos e telefones para tentar ver ou ouvir a atividade elétrica cerebral.

Olhando em retrospecto, nos últimos anos do século XIX havia tantos pesquisadores usando equipamentos completamente diferentes e chegando a conclusões semelhantes, que era inevitável que algum deles fosse ganhar a corrida, e desvendar o funcionamento da atividade elétrica cerebral. E é nesse momento que voltamos ao herói deste capítulo, o médico alemão Hans Berger, e o primeiro registro eletroencefalográfico de humanos na década de 1920.

HANS BERGER E A INVENÇÃO DO EEG
Todos esses trabalhos de registro elétrico em animais foram estímulos para a observação das ondas elétricas no cérebro de humanos. Hans Berger desenvolveu seus primeiros trabalhos avaliando a circulação cerebral por meio de pletismógrafos, que eram usados em pacientes com grandes defeitos no crânio, investigando a influência de batimentos cardíacos, respiração e funções vasomotoras (Fig. 1-8).

Os registros iniciais de EEG realizados por Berger ocorreram entre 1920 e 1924, usando a técnica bipolar de curta duração, com registros de 1 a 3 minutos. Inicialmente, os experimentos eram realizados em pacientes com grandes defeitos na calota craniana, principalmente em sobreviventes da guerra. Só em 1925 Berger reconheceu que a dura-máter espessada e a aderência pós-operatória dificultavam o registro, e que a colocação dos eletrodos no crânio intacto poderia proporcionar resultados semelhantes ou mesmo superiores aos obtidos até então. É aí que surge **o primeiro eletroencefalograma não invasivo**.

Entre 1926 e 1929 Hans Berger obteve registros robustos das **ondas alfa occipitais**, e descreveu sua reatividade à abertura ocular. Mesmo nesse período inicial já eram feitas considerações sobre elementos normais do sono (fusos), o efeito da hipóxia no cérebro e a influência de uma variedade de distúrbios cerebrais difusos ou localizados. Infelizmente, o reconhecimento dos trabalhos de Berger só veio anos mais tarde, depois de sua morte, quando o ilustre cientista britânico Edgar Adrian (1889-1977) confirmou as descobertas de Berger, e tornou o trabalho do registro do EEG em humanos cientificamente respeitável.

Enquanto isso, ainda na Europa, fervilhavam contribuições e novas aplicações para o EEG. William Grey Walter (1910-1977) foi o pioneiro do uso clínico do EEG na Inglaterra, e o responsável pela descoberta de lentificação correlacionada com lesão estrutural. Em 1936, já se pensava na construção de mapas bidimensionais (precursor do mapeamento topográfico) e na possibilidade de aumentar o número de eletrodos que poderiam ser utilizados no EEG (Fig. 1-9).

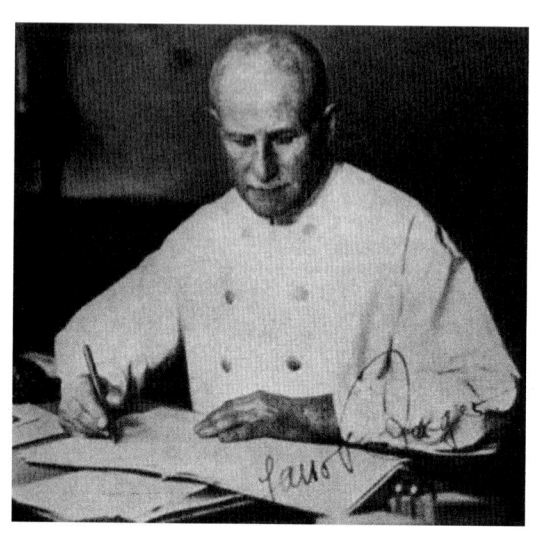

Fig. 1-8. Hans Berger em seu laboratório, onde desenvolveu e aprimorou as técnicas que usamos até hoje nos exames de EEG.

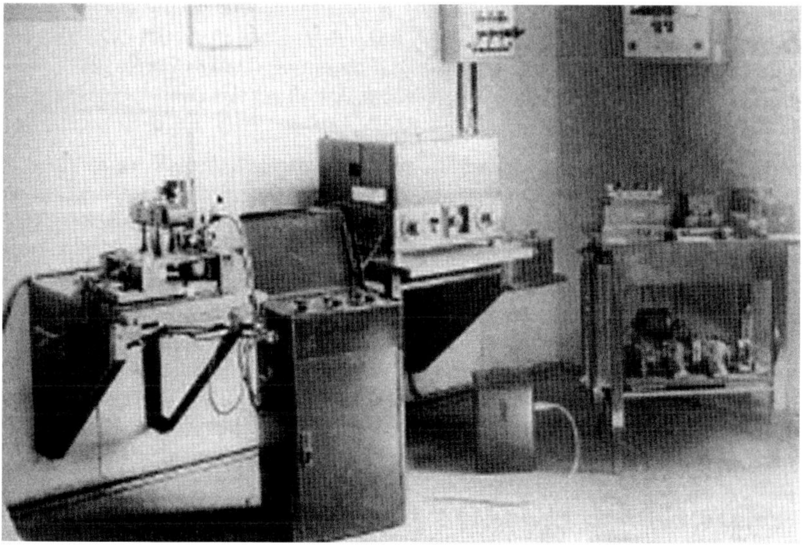

Fig. 1-9. Antigo aparelho de EEG analógico, desenvolvido no século passado.

É nesse período que a América entrou em cena. Por volta da década de 1940, Frederick Gibbs, Erna Gibbs, Herbert Jasper e William Lennox começaram a explorar novas aplicações clínicas do EEG. Berger estava preocupado em definir os **ritmos normais** e, muitas vezes, interpretava os paroxismos como se fossem artefatos. A primeira descrição de **atividade epileptiforme** foi feita pelo casal Gibbs, que encontraram complexos espícula onda lenta de 3 Hz no EEG de crianças com crises epilépticas do tipo ausência. Mais tarde, eles estudaram os padrões interictais em pacientes com epilepsia do lobo temporal. Esta foi uma década de definição da maior utilidade dos EEGs – a sua indicação na epilepsia.

Em 1940, no Canadá, deu-se o início dos estudos de mapeamento cerebral invasivo com Wilder Penfield (1891-1976). Em 1950, nasceu o grupo de Mc-Gill em Montreal, e o ápice do EEG clínico e experimental ocorreu na década de 1960. Entre 1970 e 1980 emergiram técnicas de **neuroimagem** que pareciam desbancar o EEG, pois podiam medir a atividade mesmo em **estruturas cerebrais profundas**. O interesse no EEG renovou-se consideravelmente a partir de 1980, devido à ênfase em técnicas pré-cirúrgicas para a definição de focos epilépticos em pacientes refratários a tratamentos farmacológicos, unindo a neuroimagem funcional ao EEG.

Os microcomputadores tiveram um impacto significativo sobre os equipamentos de EEG modernos. Tais aparelhos proporcionam sequenciamento automatizado de montagens e operações, e propiciam flexibilidade das montagens, que podem ser programadas pelo usuário. Uma importante aplicação do EEG multicanais é definir, com maior precisão, a localização do foco epileptogênico, e se há congruência deste com a zona epileptogênica (Fig. 1-10). Poderosos *softwares* de processamento gráfico agora são utilizados para mostrar a atividade do EEG topográfico em reconstruções tridimensionais da cabeça e do cérebro. Os parâmetros da atividade elétrica são demonstrados como mapas coloridos tridimensionais (Fig. 1-11). *Softwares* especiais exibem telas de vídeo e análises matemáticas, e são concomitantemente utilizadas para realizar filtragens, análises de frequência, amplitude etc.

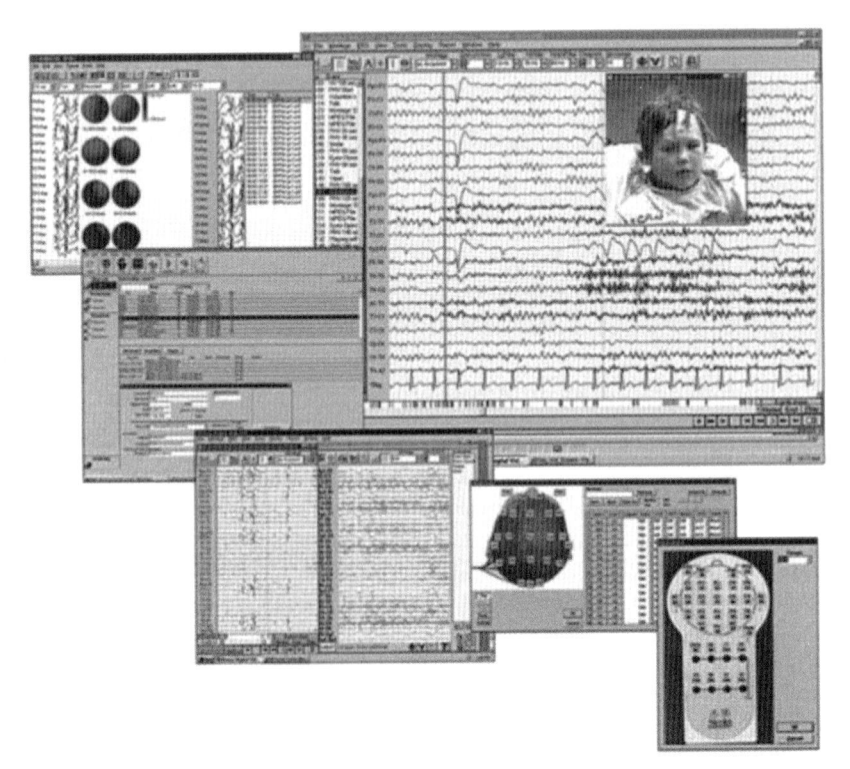

Fig. 1-10. Processamentos gráfico e topográfico da atividade elétrica cerebral em múltiplas interfaces para definir foco e zona epileptogênicas.

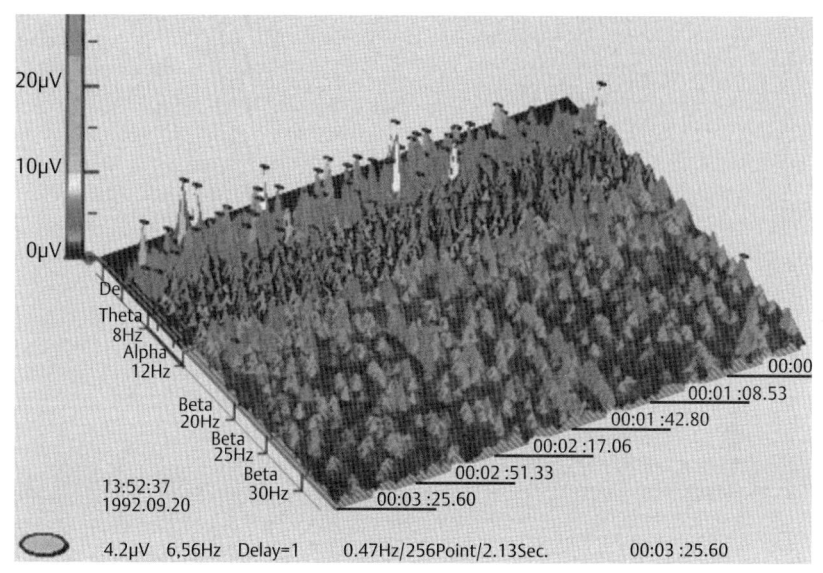

Fig. 1-11. Técnica de mapeamento de bandas de frequência e amplitudes do EEG.

O futuro do EEG para aplicações clínicas está na interface entre os métodos digitais de análise de sinais e de processamento de imagens, aliado às técnicas de imageamento cerebral como a ressonância magnética e a magnetoencefalografia. A combinação dessas técnicas resultará em maior definição anatomofuncional, ampliando ainda mais o campo de indicações do EEG.

BIBLIOGRAFIA

Collura TF. History and Evolution of Electroencephalographic Instruments and Techniques. J Clin Neurophysiol 1993;10(4):476-504.

Kandel ER, Schwartz JH, Jessell TM, Siegelbaum SA, Hudspeth J, Mack S (eds.) Princípios de Neurociências. 5. ed. New York: McGraw-Hill, 2014. 1544 p.

Yacubian EMT. Pré-história e antiguidade. In: Epilepsia da antiguidade ao segundo milênio – Saindo das sombras. São Paulo: Lemos, 2000. 142 p.

BASES DA ATIVIDADE ELÉTRICA CEREBRAL

CAPÍTULO 2

Helena de Carvalho Schuch
Pedro Sudbrack Oliveira
Fabio Viegas Caixeta

INTRODUÇÃO

Entender como o cérebro funciona ainda é um grande desafio para a ciência. Já sabemos, há mais de 100 anos, que existe eletricidade no cérebro, e que esta atividade elétrica forma padrões complexos que chamamos de ondas cerebrais. Também sabemos a origem dessa eletricidade: ela se forma dentro das principais células do sistema nervoso: os neurônios.

Neurônios são células excitáveis, o que significa que geram ondas elétricas quando se ativam. Essas ondas elétricas permitem a transmissão de informação entre células, e ocorrem a cada vez que sentimos, pensamos ou fazemos alguma coisa. Temos aproximadamente 86 bilhões de neurônios em nossas cabeças, e é nesse oceano de células que moram os nossos pensamentos.

Em 1929 Hans Berger provou que essa atividade celular de milhões de pequenos neurônios disparando impulsos elétricos pode ser captada do lado de fora de nossas cabeças por meio de equipamentos da eletroencefalografia (EEG). Para entendermos como nascem os sinais captados pelo EEG, precisamos entender o funcionamento básico dos nossos neurônios. Neste capítulo vamos apresentar as bases fisiológicas (função) da atividade elétrica cerebral, que é registrada pelo EEG.

CÉLULAS E ÍONS: OS ELEMENTOS BÁSICOS DA ELETRICIDADE ANIMAL

A unidade básica da vida é a **célula**. Todos os seres vivos são formados por células (logo, vírus não são seres vivos). Os seres vivos mais simples podem ser formados por apenas uma célula, e a maioria das plantas e animais é formada

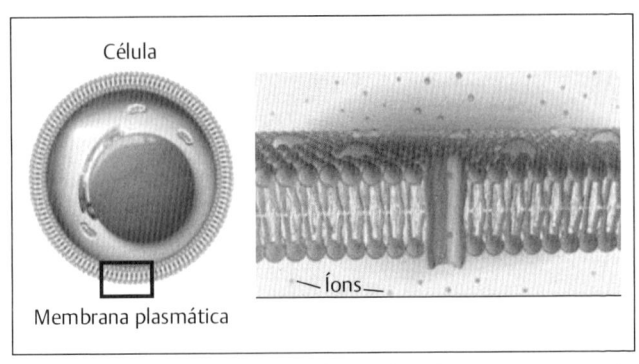

Fig. 2-1. Toda célula é envolta por uma membrana plasmática, e a passagem de íons através da membrana gera potenciais bioelétricos, que podem ser captados pelo EEG.

por bilhões ou trilhões de pequenas células. Os humanos são formados por aproximadamente 37.200.000.000 (37,2 trilhões de células). Toda célula tem uma **membrana celular**, que a separa do meio ambiente e de outras células. Em organismos multicelulares, as células têm formas diferentes, adaptadas às diferentes funções que executam.

As **células excitáveis** geram **ondas elétricas** quando se ativam. Isso acontece porque, ao se ativar, essas células causam a movimentação de milhões de átomos eletricamente carregados, os **íons**, para dentro e para fora da **membrana celular** (Fig. 2-1). Os íons mais comuns são o sódio e o cloro, simbolizados por **Na⁺** e **Cl⁻**, indicando que cada átomo de sódio tem uma carga elétrica positiva, e que cada átomo de cloro tem uma carga elétrica negativa. Talvez você já tenha se lembrado, juntando esses dois átomos formamos o sal de cozinha, o **NaCl**, que se dissolve na água liberando esses dois íons. Outros íons muito famosos são o potássio, o cálcio e o magnésio, também conhecidos como **K⁺**, **Ca⁺⁺** e **Mg⁺⁺**, presentes em vários alimentos. Uma curiosidade é que todos os seres vivos usam os mesmos íons, e todos nós temos uma composição iônica muito parecida com a da **água do mar**, onde toda vida começou.

A ELETRICIDADE NAS BATIDAS DO CORAÇÃO E NAS ONDAS CEREBRAIS

Existem dois tipos principais de células excitáveis no nosso corpo: **neurônios** e **músculos**. Essas células geram sinais elétricos de maneira espontânea o tempo todo, que podem ser captados pelo EEG, por eletromiografia (EMG) ou por eletrocardiografia (ECG). Para entender como o nosso **cérebro** produz os sinais captados pelo EEG, é mais fácil primeiramente apresentar o funcionamento de outro **órgão elétrico** do nosso corpo: o **coração**.

BASES DA ATIVIDADE ELÉTRICA CEREBRAL

No coração, as células que se ativam e desativam de maneira síncrona com a passagem de íons para dentro e para fora da membrana celular são os **cardiomiócitos**. A cada batimento cardíaco, os cardiomiócitos se ativam de forma conjunta, causando uma contração mecânica forte que bombeia o sangue. Junto com essas contrações mecânicas, também ocorre uma atividade elétrica rítmica, causada pelo movimento de incontáveis íons entrando e saindo simultaneamente nos cardiomiócitos. Assim, podemos dizer que o coração é um órgão ao mesmo tempo mecânico e elétrico, e podemos medir os batimentos cardíacos tanto colocando a mão sobre nosso peito, quanto utilizando um ECG para medir as ondas elétricas geradas pelo movimento dos íons através da membrana nesse vaivém vitalício (Fig. 2-2).

Por mais que um íon seja um único átomo com carga elétrica, e que o movimento de um átomo não pareça grande coisa, quando temos vários íons atravessando a membrana celular, e em várias células ao mesmo tempo, é como se fossem várias gotas de água do mar formando uma onda, que pode percorrer grandes distâncias, vindas desde o fundo do mar até desaguar na praia. No nosso corpo acontece algo muito parecido, e as ondas elétricas formadas pelo movimento dos íons nos batimentos do coração são tão intensas, que se espalham por todo nosso corpo, e podem ser medidas até mesmo em nossos braços e pernas, e inclusive nas pontas de nossos dedos.

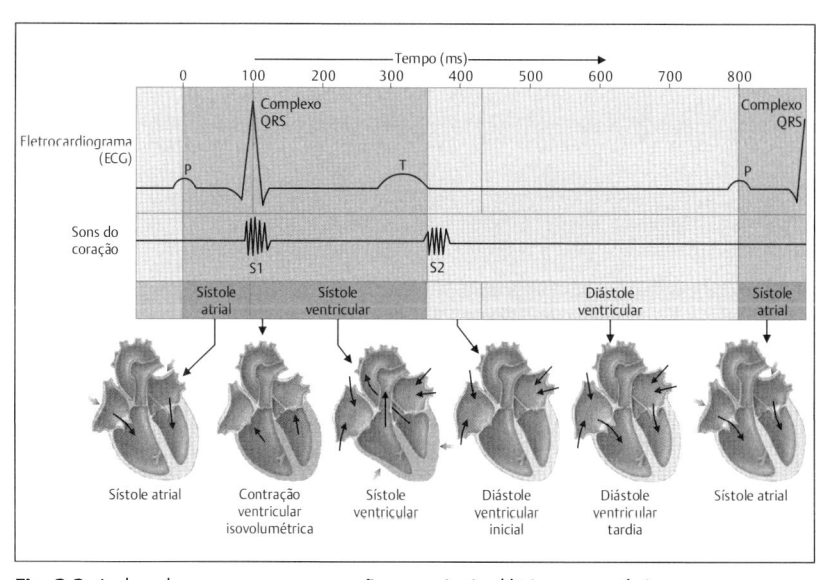

Fig. 2-2. Ao bombear o sangue, o coração gera sinais elétricos e mecânicos.

De maneira parecida com o coração, no cérebro também temos células que se ativam e desativam de maneira síncrona com a passagem de íons para dentro e para fora da membrana celular: são os **neurônios**. Os neurônios são células presentes em quase todos os animais da natureza, sejam estes humanos, ou não humanos. Diferente dos cardiomiócitos que somente executam força mecânica, contraindo-se ou relaxando, os neurônios apresentam uma fabulosa diversidade funcional. São neurônios sensoriais que captam a luz, os cheiros, os gostos e os sons, e transformam todas essas energias em um sinal neural.

Neurônios: os Microcomputadores Biológicos

Os neurônios captam e processam a informação sensorial, regulam as funções fisiológicas e o comportamento, e controlam a atividade muscular, permitindo a interação dinâmica com o meio ambiente, e também com os outros seres vivos. É no meio dessa atividade neuronal toda, em algum lugar que a ciência não encontrou com certeza (ainda), que estão os nossos pensamentos. Nossas memórias e desejos, personalidade e vontades, tudo isso codificado em ondas elétricas formadas por infinitos íons atravessando as membranas dos nossos 86 bilhões de neurônios.

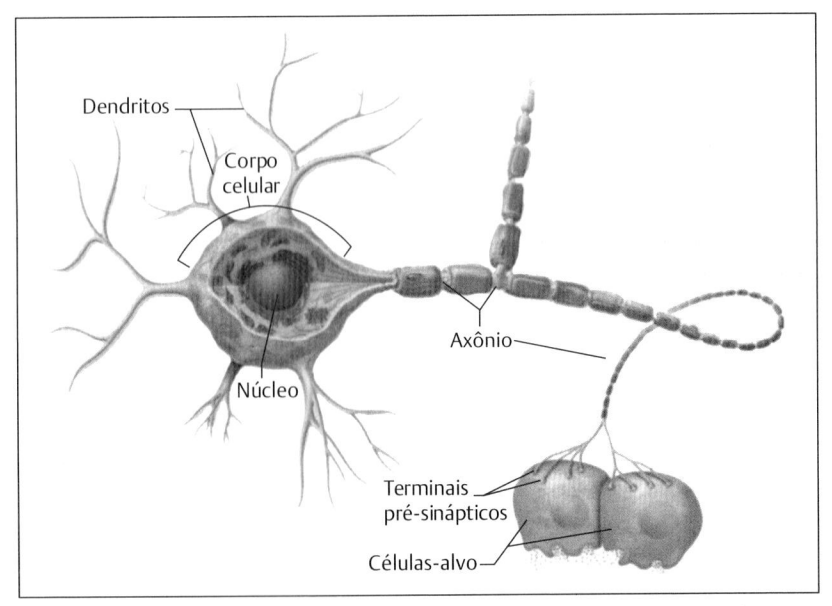

Fig. 2-3. Estrutura celular de um neurônio, indicando dendritos, corpo celular, axônio, terminais pré-sinápticos e células-alvo (que também podem ser outros neurônios).

BASES DA ATIVIDADE ELÉTRICA CEREBRAL

Cada neurônio do nosso corpo é composto por três partes: **dendrito, corpo celular, ou pericário,** e **axônio** (Fig. 2-3). As informações chegam de outros neurônios nos **dendritos,** pequenas arborizações do corpo celular, que servem como antenas. O **corpo celular** é o centro metabólico da célula, sendo coberto pela membrana neuronal, que separa o conteúdo celular do líquido extracelular.

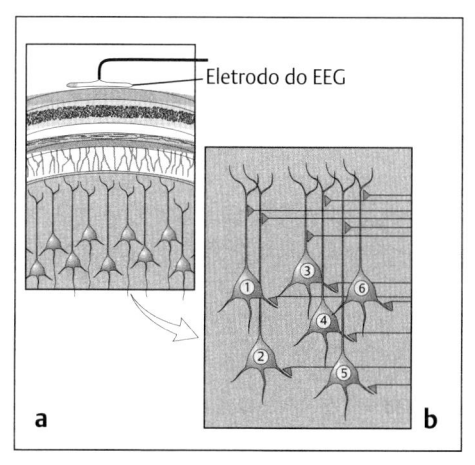

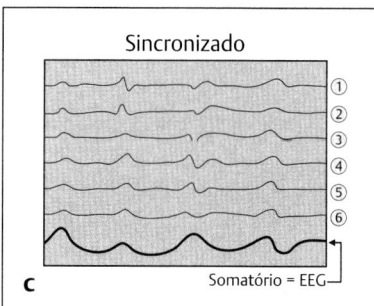

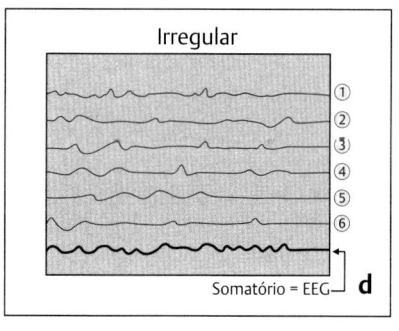

Fig. 2-4. (**a**) Desenho esquemático de um eletrodo de EEG sobre o couro cabeludo, indicando as várias camadas de tecido biológico que a eletricidade atravessa até ser captada. De cima para baixo: pele, tecido conjuntivo da pele, ossos do crânio, tecido conjuntivo do crânio, dura-máter, aracnoide, pia-máter e, finalmente, o cérebro. (**b**) Representação de seis neurônios corticais recebendo sinapses vindas de outros neurônios. (**c, d**) A soma de vários potenciais pós-sinápticos chegando em neurônios corticais gera o sinal de EEG. A atividade sincronizada, comum no sono, olhos fechados, causa sinais lentos e com grande amplitude (**c**). A atividade irregular de vários neurônios processando informações diferentes, como acontece enquanto estamos acordados e despertos, gera sinais rápidos com baixa amplitude (**d**).

As informações processadas pelo neurônio saem pelo **axônio**, um prolongamento que se estende a partir do corpo celular, a distâncias variáveis, de menos de 1 milímetro até mais de 1 metro. Somente o axônio leva informações para **outros neurônios ou órgãos efetores**, como músculos e glândulas. Toda vez que um neurônio envia um sinal, ele dispara um **potencial de ação**, um sinal elétrico que se propaga por todo axônio, e que causa a liberação de **neurotransmissores** no final do axônio. O espaço entre dois neurônios, onde ocorre a comunicação intercelular, é a **sinapse**. Os neurotransmissores são liberados na sinapse levando informação de uma célula à outra, saindo do **neurônio pré-sináptico**, e ativando receptores específicos na membrana da **célula pós-sináptica**. Isso causa **a abertura de canais iônicos na membrana da célula pós-sináptica**, e um grande fluxo de íons através da membrana daquela célula. É exatamente essa enorme movimentação de íons, conhecida como **potencial pós-sináptico**, que quando ocorre ao mesmo tempo em vários neurônios, gera o sinal que é captado pelo EEG (Fig. 2-4).

ENTENDENDO O CAMINHO: DO NEURÔNIO ATÉ O ELETRODO

Esse sinal formado por vários potenciais pós-sinápticos cria uma **voltagem extracelular** próxima aos neurônios pós-sinápticos, pois o influxo de íons para dentro da célula torna essa região externa mais negativa (ou positiva) do que qualquer outra região nas proximidades deste neurônio. Quando esses íons deixarem a célula, em uma outra extremidade desse neurônio, haverá a concentração de suas cargas na região extracelular mais próxima a essa extremidade. A esse efeito, de concentração de cargas opostas em regiões distantes da mesma célula, damos o nome de **dipolo** (Fig. 2-5). Esses dipolos são formados em todos os neurônios e, caso ocorram ao mesmo tempo em

Condução capacitiva

Condução de volume

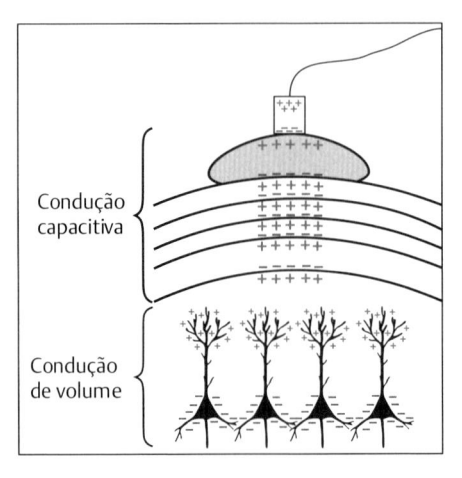

Fig. 2-5. Dipolos iônicos extracelulares formados em neurônios unitários somam-se, formando um sinal elétrico grande o bastante para ser captado pelos eletrodos de EEG.

centenas, milhares, ou até mesmo milhões de neurônios próximos ao mesmo tempo, são somados de forma a gerar um único dipolo, resultante da atividade sincronizada de grandes populações de neurônios. E aí alcançamos o ponto no qual são gerados os sinais eletroencefalográficos.

Assim, o EEG permite acompanhar de forma simples a atividade rítmica de grupos de neurônios ao longo do tempo. O fenômeno de **condução de volume**, que permite o espalhamento desses potenciais elétricos extracelulares neuronais por meio do **líquido extracelular**, que atua como um **condutor elétrico quase ideal** até a superfície cortical. O osso, ao pelo e o cabelo, entretanto, abafam, filtram e distorcem o sinal elétrico fisiológico, pois são resistentes à passagem da corrente iônica, um fenômeno chamado de **condução capacitiva**. Após atravessar essas duas etapas (condução de volume e condução capacitiva), o sinal elétrico neuronal finalmente é captado pelos eletrodos superficiais de EEG sobre a pele (Fig. 2-5).

OUTROS SINAIS CAPTADOS PELO EEG

Apesar do EEG ser uma técnica extremamente sensível e permitir o registro da atividade elétrica dos neurônios dentro do cérebro, essa técnica também traz uma limitação. Além dos dipolos elétricos resultantes da atividade dos neurônios, o EEG irá captar sinais elétricos provenientes de qualquer fonte próxima ao equipamento, o que resulta na introjeção de ruído no sinal. Chama-se de ruído, ou **artefato**, toda atividade elétrica inespecífica captada pelo EEG, o que corresponde a qualquer atividade elétrica não associada diretamente ao cérebro, ou até mesmo um sinal neuronal que não seja de interesse do pesquisador. Uma medida importante para o registro de EEG é a razão sinal-ruído (do inglês, SNR), cuja medida indica a qualidade do sinal neuronal de interesse em relação à quantidade de artefato captado. Quanto mais artefato captado em meio ao sinal de interesse, menor será o valor de SNR desse sinal, e pior a sua qualidade.

Em geral, a fonte de artefato mais significativa no EEG consiste na eletricidade dissipada, de aproximadamente 220 ou 110 volts (no Brasil), a partir das fontes de alimentação elétrica dos prédios. Ou seja, da energia correndo nos fios presentes nas paredes, no teto, no piso, nas luzes e através de saídas elétricas (tomadas) das salas de coleta. O técnico em EEG deve estar sempre atento para manter uma distância entre os eletrodos (e os cabos de eletrodos) e outros fios, como os dos monitores e do equipamento de vídeo (caso seja usado), e de fontes elétricas muito próximas ao aparelho de EEG, como baterias.

Os exemplos descritos acima consistem em fontes de **artefato externo**, mas outra grande preocupação durante a coleta de EEG é com o **artefato interno**. Exemplos de artefato interno são: a atividade elétrica de tensão dos músculos da cabeça, dos olhos e do rosto, as contrações e expansões periódicas da respiração e do batimento cardíaco, o movimento de piscar dos olhos ou até a flutuação de potenciais do próprio eletrodo se ajustando à superfície do escalpo em meio ao suor e a movimentação do participante.

Os sinais provenientes dos maiores dipolos neuronais são da grandeza de **microvolts**, enquanto sinais elétricos provenientes da atividade muscular ao redor do crânio, mais próxima do eletrodo de registro do que o próprio cérebro, podem chegar a grandezas de até 30 milivolts, 30 mil vezes maior que o sinal neuronal! Ademais, a eletricidade dissipada a partir de saídas elétricas da sala de coleta, apesar de usualmente estarem bem distantes do equipamento e, portanto, não serem captadas com tanta intensidade, são da grandeza de centenas de Volts! Muito maiores do que o mais potente sinal neuronal.

Pontos-Chave

- Neurônios, assim como os músculos e o coração, são células excitáveis, e geram sinais elétricos quando se ativam.
- Os sinais captados pelo EEG resultam da atividade celular de neurônios localizados no córtex cerebral, que geram ondas elétricas ao se ativar.
- As ondas elétricas do EEG são formadas pela movimentação de íons através da membrana celular dos neurônios.
- O principal sinal do EEG vem dos potenciais sinápticos extracelulares, ou seja, quando os neurônios corticais recebem sinais vindos de outros neurônios.
- Para que a atividade elétrica dos neurônios do córtex cerebral possa ser captada por eletrodos, é necessário que centenas, milhares ou milhões de neurônios estejam ativos ao mesmo tempo.
- A entrada de artefato no sinal de EEG pode ser um problema grave. Assim, o técnico em EEG deve estar sempre atento para manter uma distância entre os eletrodos (e os cabos de eletrodos) e evitar que outros fios fiquem muito próximos ao aparelho de EEG.

BIBLIOGRAFIA

Amerman EC. Human Anatomy & Physiology. 2nd ed. London: Pearson, 2018.

Bear MF, Connors BW, Paradiso MA. Neurociências: Desvendando o Sistema Nervoso. 4. ed. Porto Alegre: Artmed, 2017. ISBN: 9788582714324.

Hall JE, Guyton AC. Tratado de Fisiologia Médica. 13ª ed. Rio de Janeiro: Guanabara Koogan, 2017. ISBN: 9788535262858.

Jackson AF, Bolger DJ. The neurophysiological bases of EEG and EEG measurement: A review for the rest of us. Psychophysiol 2014;51(11):1067-71.

Kandel ER, Schwartz JH, Jessell TM, Siegelbaum SA, Hudspeth AJ. Princípios de Neurociências. 5. ed. Porto Alegre: Artmed, 2014.

Luck SJ. An introduction to the event-related potential technique. 2nd ed. Massachussetts: MIT Press, 2014.

Silverthorn DU. Fisiologia Humana: Uma abordagem integrada. 7. ed. Porto Alegre: Artmed, 2017.

NEUROANATOMIA E AS FUNÇÕES CEREBRAIS

CAPÍTULO 3

Fabio Viegas Caixeta
Wajiha Nasser Ximenes
Lisiane Seguti Ferreira

É fundamental ao técnico que trabalha com EEG ter conhecimento básico sobre a anatomia dos ossos do crânio, que protegem o nosso bem mais valioso. Também é muito interessante entender o funcionamento do cérebro, e saber um pouco sobre a localização das funções mentais. Neste capítulo apresentaremos, sem entrar em muitos detalhes, os ossos cranianos e conceitos de neuroanatomia básica, como: a diferença entre encéfalo e cérebro, como as funções mentais são divididas entre as partes (lobos) cerebrais; e como estão organizados os neurônios na camada mais importante para o sinal de EEG, a camada mais externa do cérebro, chamada de córtex cerebral.

Finalmente, discutiremos como esse conhecimento sobre a localização específica das funções cognitivas nos permite associar as manifestações clínicas do paciente ao comprometimento de cada um dos lobos cerebrais.

OS OSSOS DO CORPO E A ESTRUTURA CRANIANA

Todos nós nascemos com aproximadamente 300 ossos, que com o passar dos anos se fundem em ossos maiores, de tal forma que tipicamente um adulto humano tem 206 ossos. Um exemplo clássico é formado pelas "moleiras", ou fontanelas, no topo da cabeça dos recém-nascidos. Essa parte do crânio só termina sua ossificação no segundo ano de idade. A importância das fontanelas é permitir que a cabeça humana dos bebês consiga passar pelo canal vaginal durante o parto. Essa parece ter sido a estratégia que a natureza encontrou para permitir que nós tivéssemos um cérebro tão grande, mesmo sendo bípedes, e com um quadril pequeno, em comparação aos animais quadrúpedes.

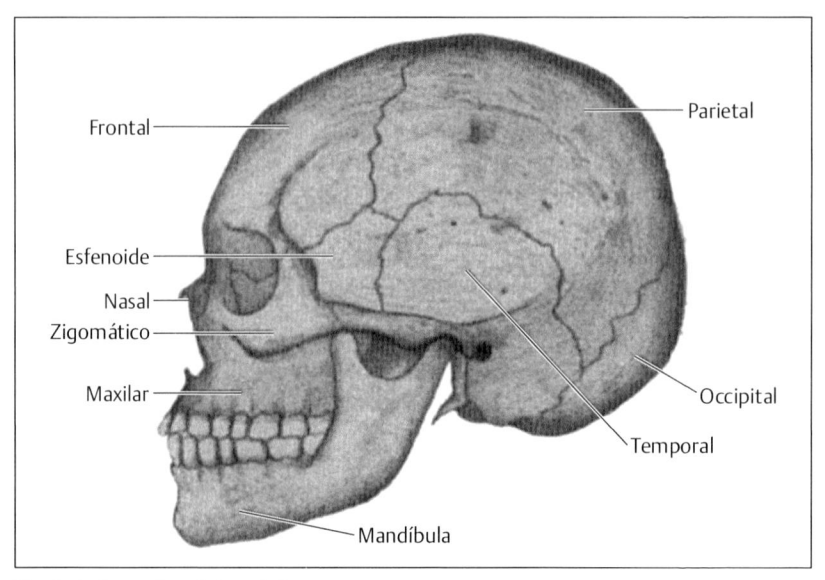

Fig. 3-1. Ossos do crânio e da face.

Temos 22 ossos formando nosso crânio, sendo que 14 destes estão em nosso rosto. Esses ossos estão permanentemente conectados uns aos outros por suturas, que são formadas por tecido conjuntivo fibroso e rígido. O crânio é a estrutura óssea que protege o cérebro e é formado por oito ossos: um frontal, dois parietais, dois temporais, um occipital, o esfenoide e o etmoide. Na face estão: os maxilares, os zigomáticos, o nasal, o lacrimal, o vômer, as conchas nasais, a mandíbula e o osso palatino (Fig. 3-1).

1. *Frontal:* osso situado na parte da frente, e que forma a testa.
2. *Parietal:* par de ossos que formam os lados e a abóbada craniana.
3. *Occipital:* parte inferoposterior da cabeça, onde fica o ínio.
4. *Temporal:* par de ossos localizado em situação inferolateral, que contém os órgãos da audição.
5. *Esfenoide:* osso ímpar localizado na base do crânio.
6. *Etmoide:* osso craniano situado entre o frontal e o esfenoide, que forma a base do crânio, das órbitas e das fossas nasais.

CONCEITOS FUNDAMENTAIS DE NEUROANATOMIA

A parte do crânio que recobre nosso encéfalo é conhecida como neurocrânio. Os ossos do neurocrânio dão nome aos lobos cerebrais que ficam sob cada placa óssea. Assim, temos os lobos: frontal, parietal, temporal e occipital (Fig. 3-2).

NEUROANATOMIA E AS FUNÇÕES CEREBRAIS 25

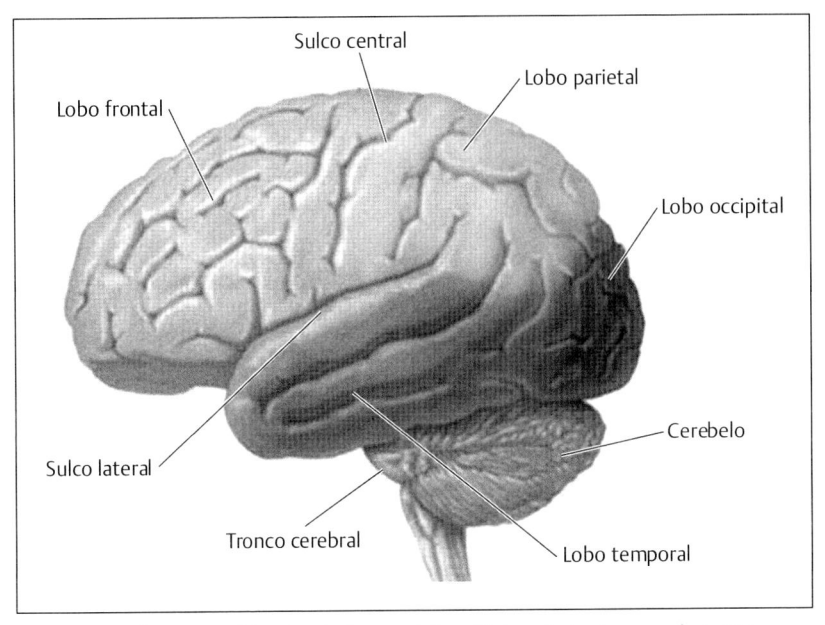

Fig. 3-2. Divisão esquemática do cérebro em lobos. Vista anterior à esquerda e vista posterior à direita.

O lobo frontal fica localizado na região da testa; o lobo occipital, na região da nuca; o lobo parietal, na parte superior central da cabeça; e os lobos temporais, nas regiões laterais da cabeça, acima das orelhas. Temos ainda um quinto lobo, chamado de ínsula, que fica embaixo dos outros lobos.

Os lobos cerebrais compõem os hemisférios cerebrais, que são dois, um direito, e um esquerdo. Em geral, o hemisfério de um lado recebe as sensações e controla o movimento do lado oposto do corpo, e lesões no hemisfério direito causam prejuízos sensório-motores no lado esquerdo do corpo. Além dos dois hemisférios cerebrais, o encéfalo também é formado por estruturas mais profundas: o cerebelo, o diencéfalo (tálamo e hipotálamo), e o tronco encefálico, que se divide em bulbo, ponte e mesencéfalo. Essas regiões são importantíssimas para a sobrevivência, mas devido à sua posição no crânio, contribuem muito pouco para o sinal captado pelo EEG.

É importante deixar claro algumas coisas, para evitar cair em **neuromitos**:

1. Todos nós usamos 100% dos nossos cérebros, mas só 10% dos nossos neurônios costumam estar ativos de cada vez. Ativar 100% dos nossos neurônios seria desastroso, pois seria como ter todas as sensações, todos os pensamentos, todas as memórias e todos os movimentos ao mesmo tempo agora.

2. As funções cerebrais estão divididas em dois hemisférios, mas os dois hemisférios são importantes para o raciocínio, a criatividade, e o pensamento. A estória de que o lado direito do cérebro é artístico, e o lado esquerdo é matemático, foi inventada alguns anos atrás e infelizmente muita gente ainda acredita nisso. A função mais lateralizada que temos é a linguagem, que em geral fica no lado esquerdo, mas mesmo assim também usa algumas partes do lado direto do cérebro.

Cada parte do nosso cérebro participa de funções específicas. O lobo frontal está envolvido no planejamento de ações e movimento, bem como na formulação de ideias e pensamentos. Os lobos parietais, temporais e occipitais estão envolvidos com as percepções detectadas pelos órgãos sensoriais. A seguir, apresentamos um pouco mais sobre cada um dos lobos cerebrais.

Lobo Frontal

O lobo frontal encontra-se limitado pelos sulcos central e lateral. Externamente, podemos localizá-lo na parte mais alta da cabeça, entre a testa e as orelhas. Dentre suas funções estão: consciência dos próprios atos, tomada de decisão, julgamentos, controle da resposta emocional, fala, atribuição de significado às palavras, memória de curto prazo e controle das atividades motoras.

Dentre as manifestações clínicas causadas por danos ao lobo frontal, podemos citar: déficits motores, dificuldade em planejar uma sequência de movimentos complexos, perda da espontaneidade e interação, falta de atenção, descontrole emocional, mudanças de personalidade, dificuldade na resolução de problemas e fala prejudicada.

Lobo Temporal

Os lobos temporais estão localizados entre os olhos e as orelhas, mais ou menos na região onde os homens começam a perder os cabelos na idade adulta. Como a perda dos cabelos vem com o tempo, daí vem os nomes têmporas, osso temporal, e lobo temporal.

Essa região tem como principal função o processamento auditivo. É também a estrutura central, responsável pela aquisição da memória de longo prazo e pelo reconhecimento de pessoas e objetos.

A lesão no lobo temporal pode acarretar dificuldade no reconhecimento de faces, distúrbios na compreensão da linguagem, na atenção seletiva e na identificação de objetos. Também é comum ocorrer perda de memória, alteração do comportamento sexual, falas sem sentido e repetitivas, e distúrbios do comportamento.

Lobo Occipital

Os lobos occipitais estão localizados na parte mais posterior da cabeça, acima da nuca. A principal função do lobo occipital é a visão, e também o controle dos movimentos dos olhos. Se houver lesão nessa região, o paciente pode não reconhecer cores, além de apresentar sintomas como: alucinação visual (ver coisas que não estão lá), ilusão visual (ver coisas diferentes do que elas de fato são), dificuldade em reconhecer objetos que se movimentam, além de dificuldade na leitura e na escrita.

Lobo Parietal

Os lobos parietais, localizados no topo da cabeça, são formados por duas subdivisões – a anterior e a posterior. A anterior, logo atrás do sulco central, é onde fica o córtex somatossensitivo, responsável pela recepção de sensações da pele, como tato, dor e temperatura.

A área posterior do lobo parietal tem a função de integrar todas as sensações (a audição, que vem do lobo temporal, a visão, que vem do lobo occiptal, o tato, que vem da parte anterior do lobo parietal, dentre outras) e forma uma representação consciente da realidade. Quando olhamos uma pessoa falar, e podemos entender que a voz vem daquela pessoa, e integramos som, imagem e outras sensações tudo em uma coisa só, é o nosso lobo parietal posterior trabalhando.

Algumas funções deste lobo são a capacidade de localização do próprio corpo e do mundo externo, reconhecimento dos objetos por meio do tato, manipulação de objetos e integração de diferentes sensações.

Dentre as manifestações causadas por danos ao lobo parietal, podem ser citadas a incapacidade de integrar as partes do todo (consegue ver olhos, boca e nariz, mas não consegue ver um rosto), dificuldade de nomeação de objetos, desorientação espacial, dificuldades na escrita, na leitura e na realização de cálculos, e incapacidade de executar movimentos adequados para um atingir um objetivo.

O córtex Cerebral

A maior parte da nossa consciência, dos nossos pensamentos, e movimentos voluntários, é produzida na camada mais externa dos lobos cerebrais, uma região chamada córtex cerebral. É também do córtex cerebral que vem quase todo o sinal do EEG. O córtex humano é muito mais complexo e desenvolvido do que o de outros animais, e parece ser o principal motivo por sermos tão inteligentes e criativos (inventamos até o EEG, e prédios, cidades, espaçonaves etc.).

O córtex humano é enorme. Como pode ser visto na Figura 3-2, os lobos cerebrais são cheios de altos e baixos, chamados giros e sulcos. Se estendêssemos todo o córtex cerebral, como se fosse uma grande folha de papel, teríamos uma superfície total de cerca de 2 metros quadrados, com uma espessura de aproximadamente 3 mm, com variações de 1,5 a 4,5 mm em diferentes regiões cerebrais. O córtex também é surpreendentemente bem organizado. São fileiras e fileiras de células, que foram observadas pela primeira vez por volta de 1900, quando começamos a entender como o cérebro funciona.

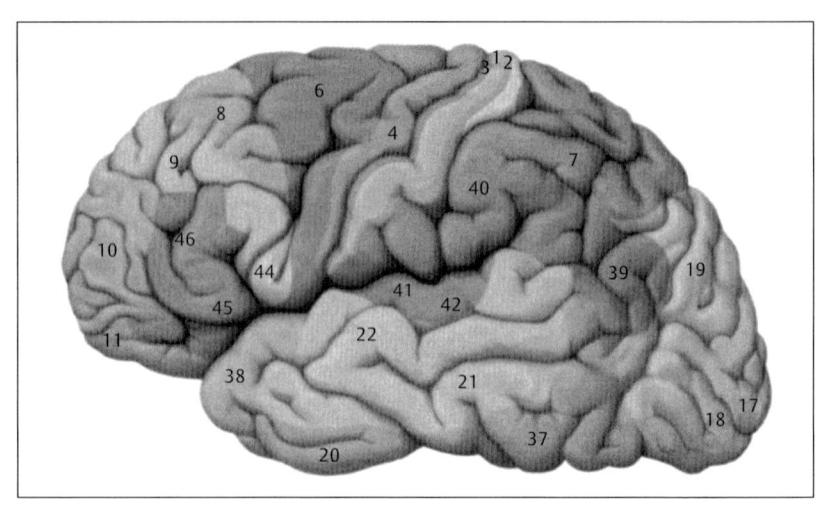

Fig. 3-3. Classificação estrutural de Brodman, indicando 52 regiões cerebrais.

O córtex cerebral é constituído por dois tipos celulares: os neurônios e as células da glia, que dão suporte e nutrem os neurônios. Os neurônios corticais estão organizados em padrões específicos, chamados de **citoarquitetura cortical**, que são diferentes dependendo da função de cada área. Dependendo da função de cada região cerebral, podemos observar que os neurônios se organizam de formas diferentes, às vezes com algumas camadas mais espessas, ou mais finas. Comparando essas diferentes regiões citoarquitetônicas, podemos aprender muito sobre o funcionamento de cada área. A classificação estrutural mais conhecida é a de Brodman, proposta em 1909 (Fig. 3-3). Por exemplo, a área 4 corresponde ao córtex motor primário, a área 17 ao córtex visual primário e as áreas 41 e 42 correspondem ao córtex auditivo primário.

Se fatiarmos o cérebro, podemos observar que o córtex cerebral tem uma organização em camadas horizontais, com células parecidas organizadas uma ao lado da outra, e uma organização em colunas verticais, com diferentes tipos de neurônio em cada camada da coluna. Podemos observar seis camadas corticais, constituídas por agrupamentos de células específicas (Fig. 3-4):

- Molecular.
- Granular externa.
- Piramidal externa.
- Granular interna.
- Piramidal interna.
- Fusiforme.

NEUROANATOMIA E AS FUNÇÕES CEREBRAIS 29

Anatomia funcional do córtex cerebral
Citoarquitetura do córtex

Camada molecular
Camada granular externa

Piramidal

Camada granular interna
Camada piramidal interna

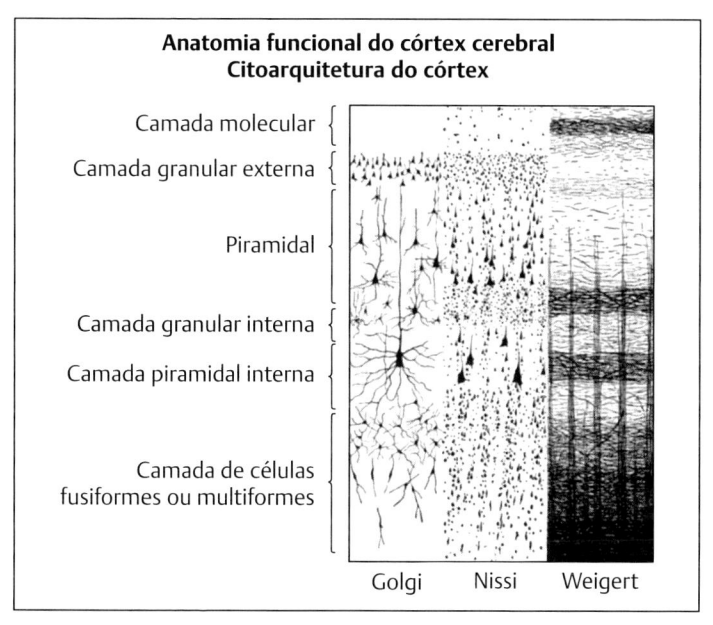

Camada de células
fusiformes ou multiformes

Golgi   Nissi   Weigert

Fig. 3-4. Distribuição celular nas seis camadas do córtex usando três técnicas anatômicas: na esquerda vemos apenas os neurônios, no meio vemos os núcleos de neurônios e de células da glia, e na direita vemos apenas os axônios, que levam a informação de um neurônio a outro.

As seis camadas corticais formam uma fina camada onde ficam os corpos celulares de neurônios piramidais, que se comunicam através de longas projeções, os axônios. Em peças anatômicas fixadas com formol, o córtex adquire uma cor cinza, e os axônios ficam esbranquiçados, e por isso chamamos essas camadas corticais de substância cinzenta, que reveste o cérebro por fora, e chamamos de substância branca cerebral a que fica na parte mais interna do cérebro, abaixo do córtex.

Pontos-Chave

- O conhecimento da estrutura óssea do crânio facilita a localização e o posicionamento dos eletrodos. Alguns pontos como násio (localizado na face, onde o nariz se une à fronte), ínio (protuberância occipital na parte posterior da cabeça) e pontos pré-auriculares (em frente à orelha, logo acima do trago) são pontos referenciais que exigem conhecimento mínimo de anatomia óssea.

- Os eletrodos do sistema internacional 10-20 são definidos por dois caracteres – uma letra maiúscula e um número. A letra refere-se à região particular do córtex cerebral em estudo – assim: F = frontal; T = temporal, P = parietal, O = occipital e C = central (correspondente à região frontal próxima ao sulco central).

- O conhecimento da função de cada lobo e das manifestações clínicas resultantes de um dano específico alerta o técnico quanto aos aspectos importantes no registro de dados e quanto à observação de alterações eletrofisiológicas na área anatômica envolvida.

BIBLIOGRAFIA

Lent R. Cem bilhões de Neurônios? conceitos fundamentais de Neurociências. 2. ed. Rio de Janeiro: Editora Atheneu, 2010.

Machado Â, Haertel LM. Neuroanatomia Funcional. 4. ed. rev. e atual. Rio de Janeiro: Editora Atheneu, 2022.

Netter FH. Atlas de Anatomia Humana. 7. ed. Guanabara: Koogan, 2018.

Osborn AG. Encéfalo de Osborn: Imagem, patologia e anatomia. Porto Alegre: Artmed, 2014.

INDICAÇÕES CLÍNICAS PARA UM EXAME DE EEG

Alfredo Leboreiro Fernandez
Lisiane Seguti Ferreira
Renata Cristina Franzon Bonatti

INTRODUÇÃO

O eletroencefalograma (EEG) é indicado tanto para a investigação da epilepsia quanto para diversas condições clínicas. A maioria dos pedidos de EEG, em pacientes internados, tem recomendações justificáveis, precisas e consistentes com os *guidelines* da Liga Internacional Contra a Epilepsia (ILAE).

Neste capítulo vamos apresentar as indicações mais importantes para o exame de EEG, os principais achados no traçado do EEG, bem como ressaltar o papel do técnico, de acordo com a condição clínica apresentada e a hipótese diagnóstica em investigação. Os temas abordados serão: tumores cerebrais, processos inflamatórios, doenças cerebrovasculares, demência, coma, distúrbios metabólicos, encefalopatia hipóxico-isquêmica, distúrbios psiquiátricos, transtornos do comportamento e nas crises não epilépticas. Serão destinados capítulos à parte que tratam de crises epilépticas e epilepsia, e do EEG na morte encefálica.

O técnico deve registrar no relatório de EEG, além das informações básicas obrigatórias relativas à idade do paciente, motivo do exame, uso de fármacos anticrise e outros medicamentos, também deve fornecer informações precisas e de forma particularizada sobre o quadro clínico e a doença em tratamento. O cuidado e o registro detalhado de informações clínicas durante a aquisição do exame são cruciais para a interpretação confiável do registro e para a emissão de um laudo preciso.

EEG NOS TUMORES CEREBRAIS E LESÕES OCUPADORAS DE ESPAÇO

Até recentemente o EEG era a primeira indicação para o diagnóstico de lesões estruturais. Graças aos constantes avanços tecnológicos, novas técnicas de neuroimagem, como a tomografia computadorizada e a ressonância magnética agora podem fornecer um desenho mais elucidativo do ponto de vista anatomofisiológico.

O EEG pode ser o primeiro exame complementar do paciente sob investigação de cefaleia ou crises epilépticas. O exame também contribui na planificação e na monitoração intraoperatória por meio de variadas técnicas de eletrocorticografia e mapeamento cerebral.

Dentre as atividades anormais que podem ser observadas no EEG de pacientes nestas condições, citam-se: atividade lenta de base, atividade lenta intermitente, atividade delta rítmica intermitente (frontal – FIRDA, temporal – TIRDA; occipital – OIRDA), atividade lenta contínua, focal ou difusa e assimetria, que é um sinal precoce de lesão estrutural focal. Também podem ser observadas atividade epileptiforme contínua ou semirrítmica, além de descargas periódicas lateralizadas (LPD).

Papel do Técnico

É fundamental que o técnico descreva, na ficha do paciente, quando possível, uma breve história clínica com as seguintes informações: tipo do tumor e/ou lesão, presença ou não de crises epilépticas, cirurgia prévia ou recente, presença de edema de partes moles e de fios de sutura, a localização e o estado da cicatriz, a ocorrência e o lado do déficit motor, transtorno da fala, tipo de tratamento, o resultado dos EEG anteriores e informações quanto ao exame de tomografia ou ressonância.

Durante o exame, o técnico deve anotar eventuais ocorrências de manifestações clínicas anormais e mudanças no padrão do EEG.

EEG NOS PROCESSOS INFLAMATÓRIOS CEREBRAIS

O EEG nas neuroinfecções (meningites e encefalites) permite: determinar o grau de envolvimento cortical, auxiliar na distinção entre meningite (exame geralmente normal) e encefalite (exame geralmente alterado), registrar sinais de lateralização, possibilitar o diagnóstico diferencial entre encefalites infecciosas e pós-infecciosas, monitorar o curso da doença e auxiliar quanto ao prognóstico.

Nas meningites agudas, sejam de etiologia bacteriana ou viral, o traçado pode ser normal ou pode evidenciar apenas achados inespecíficos como desorganização da atividade de base, lentificação difusa ou focal.

Nas encefalites, os achados do EEG na fase aguda ou subaguda consistem de atividade lenta (teta ou delta) rítmica e/ou arrítmica, difusa, de elevada voltagem, a depender da gravidade do quadro.

Na encefalite herpética, os achados do EEG têm relação com a fase da doença. Numa fase precoce, pode haver desorganização da atividade de base, presença de ritmo lento de predomínio nas regiões temporais. Em sequência, podem ser observadas atividade periódica, caracterizadas por ondas agudas ou ondas lentas de elevada voltagem, do tipo LPD, que podem ser uni ou bilaterais. Numa fase final, o EEG pode mostrar atenuação difusa e grave da atividade de base.

Nas encefalites autoimunes, o EEG tem se sobressaído, principalmente para afastar transtornos psiquiátricos. Embora as alterações sejam inespecíficas, um padrão eletroencefalográfico, como os fusos delta extremos, podem ser identificados em até um terço dos EEG de pacientes com encefalite relacionada com neurotransmissores, como na NMDA.

Na encefalite secundária à doença de Creutzfeldt-Jakob (a mais comum doença priônica), o EEG é parte integrante do diagnóstico. Em até 60% dos pacientes, o exame pode mostrar um padrão de atividade periódica síncrona bilateral e repetitiva (LPD bilateral), com elevado valor diagnóstico.

Papel do Técnico

O técnico deve transcrever o conteúdo do pedido médico e fazer as complementações necessárias, que incluem a descrição detalhada e, se possível, achados de exames complementares. Deve também informar quanto aos achados de exame físico (se tem perda de força, alteração de consciência) e quanto à ocorrência de mudanças no traçado e as manifestações clínicas apresentadas durante a aquisição do exame. Finalmente, deve informar quanto à suspeita de doença contagiosa e o período de isolamento.

EEG NAS DOENÇAS CEREBROVASCULARES

O EEG é indicador de função anormal e contribui para determinar o tempo de evolução, anormalidade precoce, localização, prognóstico (atividade rápida é indicador de sobrevivência neuronal) nas doenças cerebrovasculares (DCV). Dentre as anormalidades eletroencefalográficas nos DCV envolvendo a artéria cerebral média, podemos observar: atividade delta contínua, irregular, ipsilateral, de elevada voltagem, com predomínio frontotemporal; depressão da atividade de base, relacionada com a gravidade da DCV e tempo de instalação e presença de atividade delta rítmica intermitente frontal (FIRDA). A preservação da atividade de base organizada e sua simetria conferem valor prognóstico. Na DCV, que ocorre em outros territórios, o traçado pode ser normal ou mostrar discreta lentificação focal até lentificação importante, que se traduz por envolvimento corticossubcortical com a presença de FIRDA e OIRDA (atividade delta rítmica intermitente occipital). Não é comum a presença de atividade epileptiforme. Na trombose da artéria vertebral podem ser observadas: atividade rápida de baixa voltagem (dessincronização) e assimetria do ritmo alfa, com atenuação do ritmo ipsilateralmente.

Papel do Técnico

Fazer o resumo da história clínica, informar o tempo de instalação do DCV, descrever sumariamente os déficits motores e de linguagem apresentados, além da ocorrência de crises epilépticas. Caso tenha descrição no pedido médico, transcrever para a ficha do paciente os dados referentes ao tipo de DCV (se isquêmico ou hemorrágico), a localização, a necessidade de internação e de indicação cirúrgica. Observar e descrever de forma sucinta, o padrão respiratório anormal que o paciente apresentar.

EEG NA DEMÊNCIA

A análise de dados obtidos pelo EEG em combinação com um algoritmo computacional, envolvendo técnicas quantitativas e análise espectral da atividade eletroencefalográfica pode ajudar a diferenciar pacientes saudáveis de pacientes com demência.

De modo geral, verifica-se que a presença de demência relaciona-se com a lentificação do registro ao EEG, traduzida por uma redução na frequência do ritmo dominante posterior < 8 Hz (atividade delta e teta) e por diminuição da atividade alfa.

Pacientes com demência têm um risco de 5 a 10 vezes maior de apresentar crises epilépticas, mas nem sempre esse achado é traduzido pela presença de atividade epileptiforme ao EEG. O EEG pode auxiliar a diferenciar entre distúrbio degenerativo e pseudodemência, definir se o processo é local ou difuso, sinalizar se é decorrente de distúrbios tóxico-metabólicos. Auxilia também no reconhecimento de crises epilépticas subdiagnosticadas e na quantificação da gravidade da demência.

Os achados variam de EEG completamente normal ao aumento de ondas lentas delta e teta, à ocorrência de padrões periódicos, à presença de atividade lenta intermitente na faixa teta e delta até a ocorrência de um traçado de baixa voltagem. Na fase intermediária da demência, podem ser observadas ondas lentas, de elevada amplitude, especialmente na região temporal esquerda e, na fase tardia, essa atividade costuma ter uma distribuição mais difusa.

Papel do Técnico

É importante que o técnico descreva a síndrome demencial sob investigação, a ocorrência de crises epilépticas e registre, quando disponível, os resultados de exame de neuroimagem, as medicações em uso, os laudos de EEG anteriores.

Especial atenção deve ser dada quanto à presença de movimentos mastigatórios e à ocorrência de mioclonias durante o exame.

EEG NO COMA

O EEG é utilizado na investigação do coma de etiologia não definida, como guia na indução do coma farmacológico e para afastar de estado mal epiléptico não convulsivo. Em certos casos, o EEG pode guiar o diagnóstico, como na presença de ondas trifásicas na encefalopatia por insuficiência hepática. Permite ainda avaliar a atividade cortical, que mostra razoável correlação com o grau de aprofundamento do coma. A realização do EEG nas primeiras 24 horas de instalação do coma após a parada cardíaca é importante para predizer um pior ou melhor prognóstico de recuperação. A ocorrência de alguns padrões eletrográficos pode estar associada a pior prognóstico nos casos de coma alfa, coma fuso, padrão surto-supressão e supressão generalizada.

Papel do Técnico

Além de informar sobre o tempo de instalação do coma e as principais causas que estão sendo investigadas, o técnico deve, durante o registro do EEG, realizar estímulos dolorosos ou auditivos, observar e anotar se há alguma reatividade do traçado, o que leva à mudança na amplitude ou frequência das ondas.

EEG NOS DISTÚRBIOS METABÓLICOS

O EEG pode ser útil na investigação, confirmação diagnóstica e prognóstico das encefalopatias metabólicas e para se afastar a ocorrência de estado de mal epiléptico não convulsivo. O EEG pode mostrar: padrões de coma, atividade epileptiforme, lentificação difusa, ondas lentas, entremeadas à atividade rápida e presença de ondas trifásicas. Na hipoglicemia, pode ocorrer lentificação da atividade de base até a presença de padrões observados no coma. Na encefalopatia hepática, os níveis de alentecimento ao EEG são paralelos no nível de amônia sanguínea. Nos estágios precoces, o ritmo alfa pode ser normal, porém com a evolução, ocorre lentificação do ritmo posterior. Lentificação da atividade de base com ou sem ondas trifásicas pode ser observada na encefalopatia hepática.

Papel do Técnico

O técnico deve especificar o distúrbio metabólico em investigação, resumir a história clínica e os achados de exames complementares, quando possível. Deve informar o estado de consciência do paciente, a reatividade aos estímulos, a ocorrência de jejum prolongado e registrar ocorrências clínicas como o padrão respiratório e manifestações motoras ou comportamentais durante o traçado.

EEG NAS ENCEFALOPATIAS ANÓXICAS

O EEG serve para monitorar o grau de sofrimento corticossubcortical nas encefalopatias isquêmicas. Dentre as alterações eletroencefalográficas podem ser observadas: lentificação difusa, presença de espículas contínuas, complexos periódicos generalizados, padrão surto-supressão, presença de atividade monorrítmica, ocorrência de baixa voltagem e padrão alfa-teta. A ocorrência de supressão generalizada do traçado é um marcador de gravidade e pior prognóstico.

Papel do Técnico
O técnico deve informar, objetivamente, a forma como ocorreu a encefalopatia isquêmica, as manifestações clínicas e a evolução do quadro e os achados de neuroimagem. Descrever as manifestações clínicas anormais durante a aquisição do traçado e testar a reatividade aos estímulos.

EEG NOS DISTÚRBIOS PSIQUIÁTRICOS E TRANSTORNOS COMPORTAMENTAIS

O EEG é importante na investigação de distúrbios psiquiátricos orgânicos e pode trazer benefício em algumas situações de deficiência intelectual e em várias síndromes genéticas como síndrome de Rett, síndrome de Angelman, síndrome de Landau-Kleffner. No distúrbio do déficit de atenção e hiperatividade, no transtorno do espectro autista, o EEG contribui para estabelecer diagnósticos diferenciais com epilepsia ausência e estado de mal elétrico do sono. As medicações antipsicóticas podem aumentar a taxa de anormalidades no EEG. Encefalites autoimunes, como a anti-NMDA, cursam com distúrbios psiquiátricos e crises focais e o EEG é útil no manuseio clínico e no prognóstico sendo anormalidades na faixa delta ou *extreme delta brush* com pior prognóstico.

Papel do Técnico
Informar sobre a síndrome psiquiátrica em investigação, descrever objetivamente as manifestações clínicas, presença de crises epilépticas e citar todas as medicações em uso.

EEG NAS CRISES NÃO EPILÉPTICAS

As crises não epilépticas consistem em distúrbios paroxísticos, com ou sem perda do contato com o meio que se assemelham a crises epilépticas e cuja definição adequada é crucial para o diagnóstico. As condições mais importantes são: síncopes, hipoglicemia, hiperventilação, narcolepsia, cataplexia, crise não epiléptica psicogênica (CNEP), transtornos de somatização, histeria e parassonias.

As crises epilépticas noturnas, principalmente do lobo frontal, devem ser distinguidas dos transtornos do sono.

Papel do Técnico

O diagnóstico entre ataques histéricos e episódios epilépticos é muitas vezes difícil e é importante que o técnico descreva os episódios presenciados na sala de exame, de forma detalhada. Os ataques psicogênicos podem ser induzidos com soluções salinas e o médico deve ser imediatamente chamado para acompanhar o exame quando houver suspeita de crises não epilépticas. A presença de movimentos repetidos voluntários pode obscurecer o traçado e simular ondas lentas (procurar pelo ritmo alfa). O técnico deve ficar atento para a ocorrência destes movimentos e a presença de alterações no traçado e, sempre que possível, registrá-las. Durante estas ocorrências, é recomendável dar ordens simples ao paciente como solicitar que feche os olhos ou abra a boca ou levante um dos braços e registrar o tipo de resposta apresentada.

Pontos-Chave

- O EEG tem ampla gama de indicações além da epilepsia, que inclui: tumores cerebrais, processos inflamatórios, doenças cerebrovasculares, demência, coma, distúrbios metabólicos, encefalopatias anóxicas, distúrbios psiquiátricos e crises não epilépticas.

- É importante que o técnico esteja bem preparado e familiarizado com os padrões eletrográficos comuns nas condições abordadas neste capítulo.

- É fundamental que o técnico descreva, na ficha do paciente, quando possível, uma breve história clínica com as informações mais pertinentes ao caso.

- É importante registrar se o paciente apresenta déficit motor e o lado comprometido, se há distúrbio da fala e o nível de consciência.

- Sempre que possível, o técnico deve listar as medicações utilizadas, o resultado dos EEG anteriores e informações quanto ao exame de tomografia ou ressonância, além de registrar qual condição está sendo investigada.

- No caso de alteração do nível de consciência é imperativo realizar estímulos dolorosos ou auditivos, observar e anotar se há alguma reatividade do traçado.

- Na suspeita forte de crises não epilépticas psicogênicas que ocorrem durante o exame, sem a retaguarda do médico, o técnico deve descrever com detalhes todo o quadro clínico, fazer solicitações simples ao paciente e registrar como ele reage.

BIBLIOGRAFIA

Gillinger L, Warren N, Hartel G, Dionisio S, O'gorman C. EEG findings in NMDA encephalitis–a systematic review. Seizure 2019;65:20-24.

Lim, Kheng-Seang. EEG Coma Patterns and Prognosis. Clinical Neurophysiology 2021;132(8).

Montenegro MA, Cendes F, Guerreiro MM, Guerreiro CAM. EEG na prática clínica. 3. edição. Rio de Janeiro: Editora Thieme Revinter, 2018. 408 p.

Pineda AM, Ramos FM, Betting LE, Campanharo ASLO. Quantile graphs for EEG-based diagnosis of Alzheimer's disease. Plos One 2020;15(6).

Schomer DL, Silva, FHL. Niedermyer's electroencephalography; basic principles, clinical applications, and related fields. 7th ed. Philadelphia: Lippincott Williams & Wilkins, 2018.

ASPECTOS GERAIS SOBRE CRISES EPILÉPTICAS E EPILEPSIA

Denise Ferreira França
Lisiane Seguti Ferreira

INTRODUÇÃO

A epilepsia é a principal indicação para se solicitar um eletroencefalograma (EEG). Esta condição crônica é relativamente comum, tem prevalência de até 2% na população. De acordo com dados da Organização Mundial da Saúde, afeta cerca de 65 milhões de pessoas ao redor do mundo. Existem manuscritos datados por volta de 2000 a.c. (4.000 anos atrás) com registros de manifestações variadas, que hoje são bem reconhecidas como crises epilépticas.

As crendices e superstições predominam na história da epilepsia. A doença foi, por muito tempo, associada de forma equivocada a uma natureza sobrenatural, espiritual ou mágica. Na Roma antiga, pessoas com epilepsia eram evitadas, por receio de contágio. Até o século XIX, pessoas com epilepsia eram tratadas como bruxas, feiticeiras e eram caçadas e mortas, o que supostamente afastaria os demônios que teriam se apossado daqueles indivíduos. Por muito tempo esta condição esteve também erroneamente rotulada como transtorno mental, e acreditava-se que a epilepsia causaria uma insanidade passageira. Foi durante o Iluminismo, com os avanços nos conhecimentos da anatomia, patologia, fisiologia e química, que a epilepsia começou a ser compreendida como uma doença física.

No século XX ocorreram diversos avanços no que se refere ao diagnóstico da epilepsia. A invenção do EEG entre segunda e a terceira década dos anos 1900 representou um marco fundamental no conhecimento da fisiologia do sistema nervoso e, em particular, no esclarecimento da origem das crises e síndromes epilépticas.

O EEG é um instrumento importante na investigação e no acompanhamento de pessoas que vivem com epilepsia. Este exame contribui para a confirmação do diagnóstico e, em algumas circunstâncias, para avaliação da eficácia do tratamento. Para os(a) técnicos(a) em eletroencefalografia, é fundamental conhecer os conceitos, descritores e classificações associados a esta doença.

CONCEITOS
Crise Epiléptica

Uma crise epiléptica é definida como a ocorrência transitória de sinais e/ou sintomas clínicos devido à atividade neuronal excessiva anormal ou síncrona do cérebro. O desequilíbrio nos mecanismos de excitação e inibição dos neurônios é responsável pela geração de crises.

É importante destacar que nem todo indivíduo que apresenta uma crise epiléptica preencherá obrigatoriamente critérios para o diagnóstico de epilepsia. A probabilidade de sofrer uma crise epiléptica ao longo da vida é de aproximadamente 9%, enquanto o risco de possuir o diagnóstico de epilepsia é bem menor, em torno de 3%.

As crises epilépticas podem ser causadas por variadas situações além da epilepsia – estão comumente associadas a fatores precipitantes que podem gerar esse desequilíbrio. Fatores como: febre, alterações de glicose, sais minerais (por exemplo sódio), abuso e abstinência de substâncias (álcool, drogas ilícitas), infecções (meningite, encefalite), lesões cerebrais (traumatismos cranianos, acidentes vasculares cerebrais), dentre outros, podem desencadear crises epilépticas, mesmo em indivíduos perfeitamente saudáveis.

Inicialmente, as crises epilépticas podem ser classificadas em crises focais ou generalizadas. A diferença básica está entre a zona ou o local de início da crise. Nas crises focais, o início está restrito a redes de neurônios localizados em apenas um hemisfério cerebral, enquanto nas generalizadas, o início ocorre com a ativação concomitante de ambos os hemisférios cerebrais.

As manifestações clínicas apresentadas no início e durante uma crise do paciente, podem dar pistas quanto ao sítio gerador. É recomendado, portanto, sempre questionar ao paciente e/ou acompanhante sobre quais são as manifestações e a sequência de ocorrência das mesmas.

Epilepsia

A epilepsia, por sua vez, é definida como uma doença na qual a pessoa apresenta uma predisposição duradoura para gerar a recorrência de crises epilépticas não provocadas, de forma espontânea. Ou seja, neste caso, não são reconhecidos fatores precipitantes como infecção ou trauma, por exemplo. Por ser uma condição duradoura, a epilepsia tem uma dimensão mais ampla, na qual se consideram as consequências sociais, psicológicas, cognitivas e neurobiológicas dessa condição.

Para firmar o diagnóstico de epilepsia é necessário um número mínimo de duas crises, sendo que estas devem ocorrer em um intervalo de tempo superior a 24 horas. Pode-se ainda estabelecer o diagnóstico a partir da ocorrência de apenas uma crise, em situações específicas nas quais a chance de recorrência é elevada, por exemplo, quando o exame de imagem ou EEG estão alterados ou ainda nas situações em que se evidencia a ocorrência de uma síndrome epiléptica.

A síndrome epiléptica é um conjunto de manifestações características típicas, tanto clínicas quanto no EEG. Geralmente as síndromes epilépticas possuem uma apresentação que é dependente da idade, de desencadeadores específicos e possuem outros achados frequentes como alterações genéticas e estruturais nos exames de imagem, como a ressonância magnética, por exemplo.

CLASSIFICAÇÃO

Na classificação de crises e epilepsias, utiliza-se o sistema operacional da ILAE (International League Against Epilepsy – Liga Internacional Contra Epilepsia) de 2017. A classificação apresenta três níveis, começando com os tipos de crises, seguido pelo tipo de epilepsia e finalizando com o grupo de síndromes epilépticas. O esquema é apresentado na Figura 5-1.

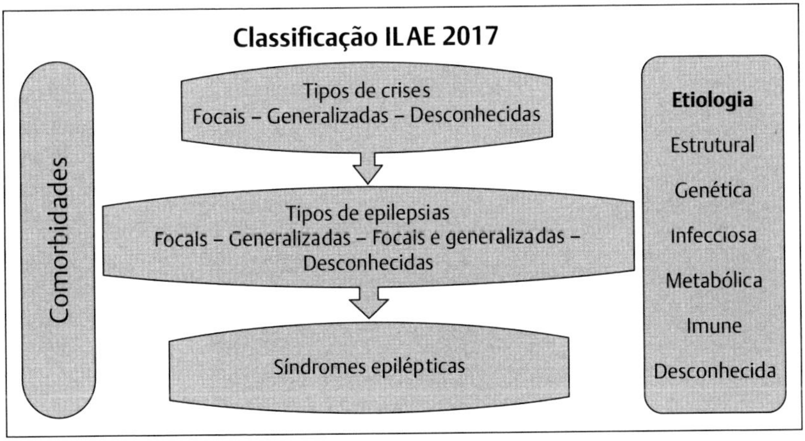

Classificação ILAE 2017

Comorbidades

- Tipos de crises
  Focais – Generalizadas – Desconhecidas
- Tipos de epilepsias
  Focais – Generalizadas – Focais e generalizadas – Desconhecidas
- Síndromes epilépticas

Etiologia
- Estrutural
- Genética
- Infecciosa
- Metabólica
- Imune
- Desconhecida

Fig. 5-1. Esquema simplificado de classificação de crises e epilepsias.

Essa classificação incorpora a etiologia em cada um destes estágios, o que reforça a necessidade de considerar a causa em cada um dos passos diagnósticos por carregar implicações significativas no tratamento. As causas de epilepsia podem ser:

- *Estrutural:* alterações observadas nos exames de imagem, tais como: acidente vascular cerebral, infecção, trauma, malformações do desenvolvimento cerebral.
- *Genética:* decorrentes de alterações nos cromossomos ou mutações genéticas. História familiar positiva com relato de epilepsia em parentes fazem suspeitar dessa condição.
- *Infecciosa:* é considerada quando se relaciona diretamente à infecção, por exemplo: neurocisticercose, tuberculose, toxoplasmose cerebral, Zika vírus, HIV, dentre outros.
- *Metabólica:* essas causas se referem a distúrbios metabólicos com alterações nos exames bioquímicos e outras manifestações clínicas específicas, como ocorre na porfiria, uremia, aminoacidopatias, deficiência de piridoxina.
- *Imune:* a etiologia imune pode ser definida quando há uma evidência de inflamação imunomediada, tais como encefalites (anti-NMDA, anti-LGI1).
- *Desconhecida:* quando não é possível determinar as causas das crises.

A classificação destaca ainda a necessidade de conscientizar que as epilepsias são associadas a outras condições de saúde que variam em tipos e gravidade. As comorbidades são frequentes e prejudicam o aprendizado e as relações sociais.

Tipos de Crises

As crises são categorizadas conforme as manifestações clínicas iniciais em três categorias: crises de início generalizado; crises focais; e crises de origem desconhecida, quando não é possível estabelecer com clareza o início da crise (por exemplo, em algumas crises que ocorrem durante o sono).

Nas crises que apresentam um início claramente focal, é fundamental determinar como o paciente vivencia o evento. Se ele mantém a percepção do ambiente, de si próprio, do que está ocorrendo, se ele interage, se ele apresenta alguma alteração do nível da consciência (sonolento, alerta) ou do conteúdo (desorientado, confuso). Assim, a crise pode ser considerada perceptiva, caso a capacidade de perceber o que ocorre é preservada e, crise disperceptiva, quando há qualquer grau de comprometimento perceptual. Observa-se ainda que as manifestações iniciais podem ser motoras ou não motoras, dependendo da perda do controle motor voluntário durante a crise.

Quanto às crises generalizadas e de início desconhecido, em que se pressupõe um certo grau de comprometimento da consciência, a classificação é apenas se é motora ou não motora.

Quadro 5-1. Modelo de Questionário para Caracterização de Crises
1. Identificação completa com data de nascimento, sexo, dominância hemisférica, nível de consciência e grau de colaboração do paciente
2. Diagnósticos prévios e medicações com doses específicas em uso
3. Idade do início das crises
4. Algum familiar apresenta crises epilépticas?
5. Características clínicas da crise (observadas pelo paciente e acompanhante)
   - Apresenta algum sinal/sintoma premonitório?
   - Como se comporta durante as crises? Sempre da mesma forma?
   - Percebe ou interage com o ambiente externo? Consegue se comunicar, ouvir, compreender o que acontece na sua volta?
   - Há perda de consciência? O paciente pode referir como "apagão" ou "desmaio"
   - Quanto tempo dura, em média, a crise do paciente?
   - O que o paciente apresenta depois da crise? Sonolência? Confusão mental? Dor de cabeça?
   - Já apresentou algum trauma (quedas, fraturas)?
   - Qual a frequência mensal das crises? Data da última crise?
6. Registrar qualquer evento que aconteça durante o exame de forma detalhada

 É importante que o técnico esteja familiarizado com esses termos e com os principais tipos de crises epilépticas, pois muitas vezes se faz necessária a complementação da história clínica, conforme roteiro de anamnese recomendado no Quadro 5-1. Além disso, o técnico deve relatar episódios que podem ocorrer durante o exame.
 Sugere-se registrar o relato fornecido e todos os eventos observados durante a realização do exame. Existem alguns sinais e sintomas, que podem estar associados às crises e que ajudam bastante na caracterização da crise. Recomenda-se que a descrição seja a mais detalhada possível e, preferencialmente, utilizando as próprias palavras do paciente ou do seu acompanhante.
 As Figuras 5-2 a 5-4 apresentam os diagramas subsequentes que resumem os principais tipos de crises (semiologia de crises motoras; semiologia de crises não motoras do tipo ausência e semiologia de crises não motoras) e suas respectivas características clínicas.

SEMIOLOGIA

A semiologia ou as manifestações clínicas das crises motoras são variadas e podem ocorrer tanto nas crises de início focal como generalizadas.

As características se correlacionam com área ativada no cérebro que produz os sintomas, conhecida como zona sintomatogênica. Considerando as noções de anatomia e fisiologia pode-se destacar: Lobo frontal: localizada a área motora primária, motora suplementar frequentemente se manifestam crises clônicas, tônicas assimétricas, hipercinéticas, desvio dos olhos e cabeça, deambulação, chutes, gritos.

Outra região que se associa com automatismos é o lobo temporal. Os automatismos podem ser oroalimentares, manuais, sexuais com manipulação dos órgãos genitais, coçar o nariz.

É possível também a ocorrência de manifestações motoras com a postura distônica (postura forçada, não natural de um membro).

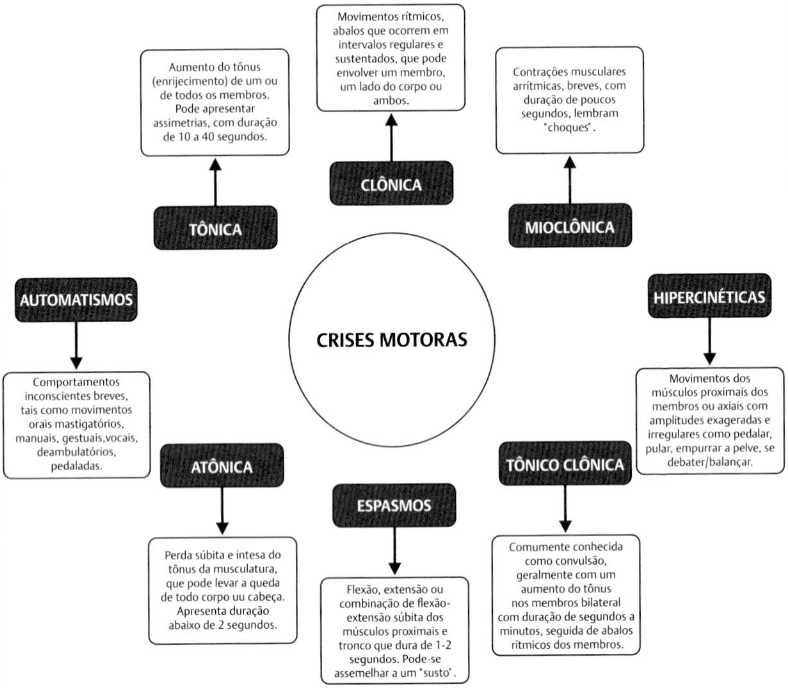

TÔNICA
Aumento do tônus (enrijecimento) de um ou de todos os membros. Pode apresentar assimetrias, com duração de 10 a 40 segundos.

CLÔNICA
Movimentos rítmicos, abalos que ocorrem em intervalos regulares e sustentados, que pode envolver um membro, um lado do corpo ou ambos.

MIOCLÔNICA
Contrações musculares arrítmicas, breves, com duração de poucos segundos, lembram "choques".

AUTOMATISMOS
Comportamentos inconscientes breves, tais como movimentos orais mastigatórios, manuais, gestuais, vocais, deambulatórios, pedaladas.

HIPERCINÉTICAS
Movimentos dos músculos proximais dos membros ou axiais com amplitudes exageradas e irregulares como pedalar, pular, empurrar a pelve, se debater/balançar.

ATÔNICA
Perda súbita e intensa do tônus da musculatura, que pode levar a queda de todo corpo ou cabeça. Apresenta duração abaixo de 2 segundos.

ESPASMOS
Flexão, extensão ou combinação de flexão-extensão súbita dos músculos proximais e tronco que dura de 1-2 segundos. Pode-se assemelhar a um "susto".

TÔNICO CLÔNICA
Comumente conhecida como convulsão, geralmente com um aumento do tônus nos membros bilateral com duração de segundos a minutos, seguida de abalos rítmicos dos membros.

Fig. 5-2. Caracterização semiológica dos tipos de crises motoras.

SEMIOLOGIA

AUSÊNCIA TÍPICA
Breves episódios de perda da consciência com início e término abruptos. Mantém o olhar vago. Podem ser desencadeadas na hiperventilação. Duração de 5 a 20 segundos.

AUSÊNCIA ATÍPICA
Episódios de perda da consciência. Pode assumir a forma de estado confusional. Duração mais prolongada geralmente acima de 10 segundos. Não costuma ser precipitada pela hiperventilação.

CRISES NÃO MOTORAS

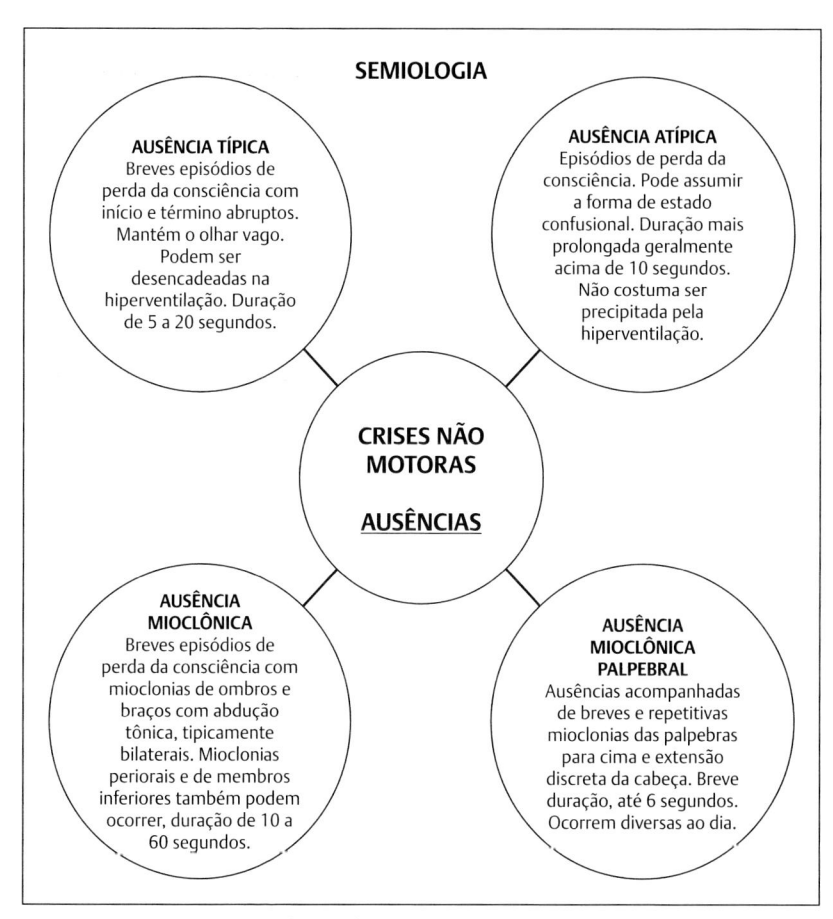

AUSÊNCIAS

AUSÊNCIA MIOCLÔNICA
Breves episódios de perda da consciência com mioclonias de ombros e braços com abdução tônica, tipicamente bilaterais. Mioclonias periorais e de membros inferiores também podem ocorrer, duração de 10 a 60 segundos.

AUSÊNCIA MIOCLÔNICA PALPEBRAL
Ausências acompanhadas de breves e repetitivas mioclonias das palpebras para cima e extensão discreta da cabeça. Breve duração, até 6 segundos. Ocorrem diversas ao dia.

Fig. 5-3. Caracterização semiológica de crises não motoras do tipo ausência.

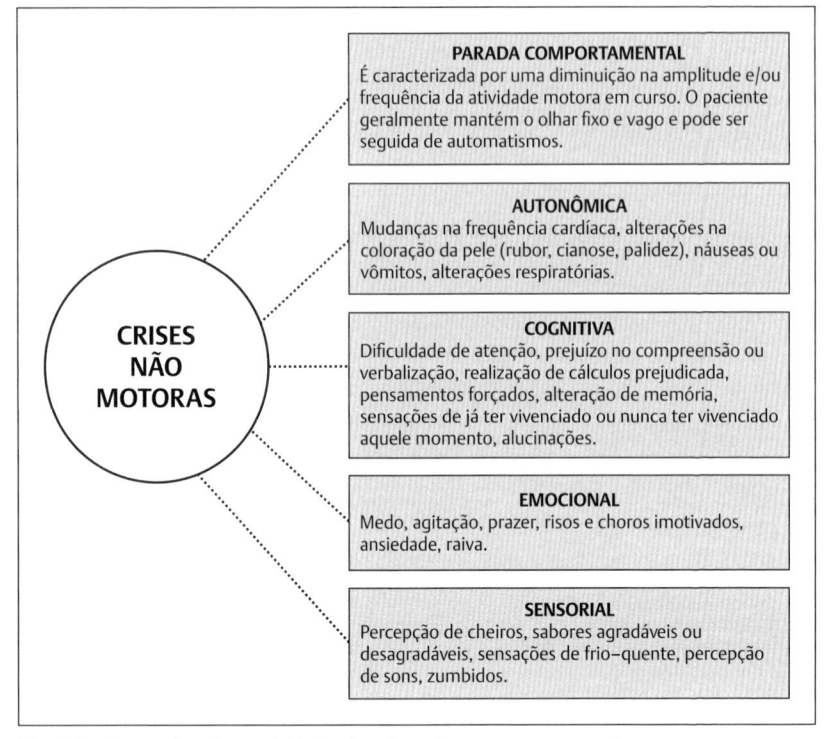

```
                                    ┌─────────────────────────────────────────────┐
                                    │ PARADA COMPORTAMENTAL                       │
                                ....:│ É caracterizada por uma diminuição na       │
                               :     │ amplitude e/ou frequência da atividade      │
                               :     │ motora em curso. O paciente geralmente      │
                               :     │ mantém o olhar fixo e vago e pode ser       │
                               :     │ seguida de automatismos.                    │
                               :     └─────────────────────────────────────────────┘
                               :     ┌─────────────────────────────────────────────┐
                               :     │ AUTONÔMICA                                  │
                               :.....│ Mudanças na frequência cardíaca, alterações │
                              :      │ na coloração da pele (rubor, cianose,       │
                              :      │ palidez), náuseas ou vômitos, alterações    │
                              :      │ respiratórias.                              │
           ╭─────────╮        :      └─────────────────────────────────────────────┘
           │         │        :      ┌─────────────────────────────────────────────┐
           │ CRISES  │        :      │ COGNITIVA                                   │
           │  NÃO    │........:......│ Dificuldade de atenção, prejuízo no         │
           │ MOTORAS │               │ compreensão ou verbalização, realização de  │
           │         │               │ cálculos prejudicada, pensamentos forçados, │
           ╰─────────╯               │ alteração de memória, sensações de já ter   │
                              :      │ vivenciado ou nunca ter vivenciado aquele   │
                              :      │ momento, alucinações.                       │
                              :      └─────────────────────────────────────────────┘
                              :      ┌─────────────────────────────────────────────┐
                              :......│ EMOCIONAL                                   │
                               :     │ Medo, agitação, prazer, risos e choros      │
                               :     │ imotivados, ansiedade, raiva.               │
                               :     └─────────────────────────────────────────────┘
                               :     ┌─────────────────────────────────────────────┐
                                :....│ SENSORIAL                                   │
                                     │ Percepção de cheiros, sabores agradáveis ou │
                                     │ desagradáveis, sensações de frio-quente,    │
                                     │ percepção de sons, zumbidos.                │
                                     └─────────────────────────────────────────────┘
```

Fig. 5-4. Caracterização semiológica de crises não motoras em geral.

CONSIDERAÇÕES SOBRE O EEG NAS EPILEPSIAS

Com o advento do EEG, pôde-se definir melhor o tipo de crise, a síndrome epiléptica, auxiliar na escolha do tratamento medicamentoso, predizer o controle das crises e prognóstico e definir áreas envolvidas, além de auxiliar na definição do foco cirúrgico. Portanto, é um exame indicado em todas as suspeitas e no monitoramento das crises epiléticas/epilepsias.

O EEG é uma importante ferramenta diagnóstica nas epilepsias. Existem alterações eletrográficas que são tipicamente associadas às epilepsias e podem ser visualizadas durante as crises (período ictal), ou nos períodos entre as crises (período interictal).

Os elementos gráficos no traçado que configuram grafoelementos epileptiformes, são denominados de atividade, paroxismo ou descarga epileptiforme. São eles: as espículas, ondas agudas, espículas onda, onda aguda e onda lenta (Figs. 5-5 a 5-9). Diferem entre si, no aspecto físico e na duração, podem ocorrer isoladas, agrupadas e formando complexos.

ATIVIDADE EPILEPTIFORME

Espícula — onda que destaca do fundo, pico agudo e duração menor que 70 ms.

Onda aguda — pico agudo e duração entre 70 a 200 ms.

Complexos espícula onda e onda aguda lenta.

Poliespículas.

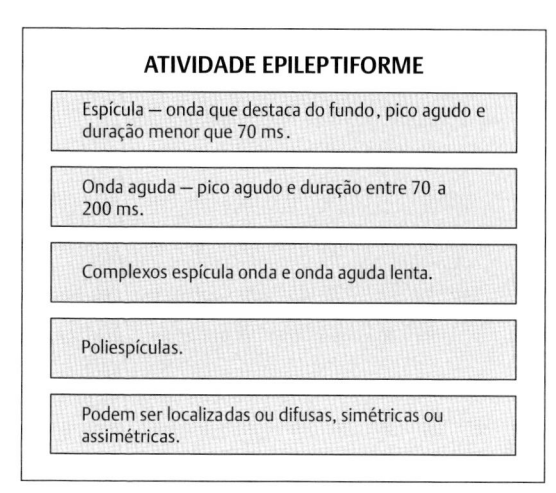

Podem ser localizadas ou difusas, simétricas ou assimétricas.

Fig. 5-5. Anormalidades eletrográficas associadas à epilepsia.

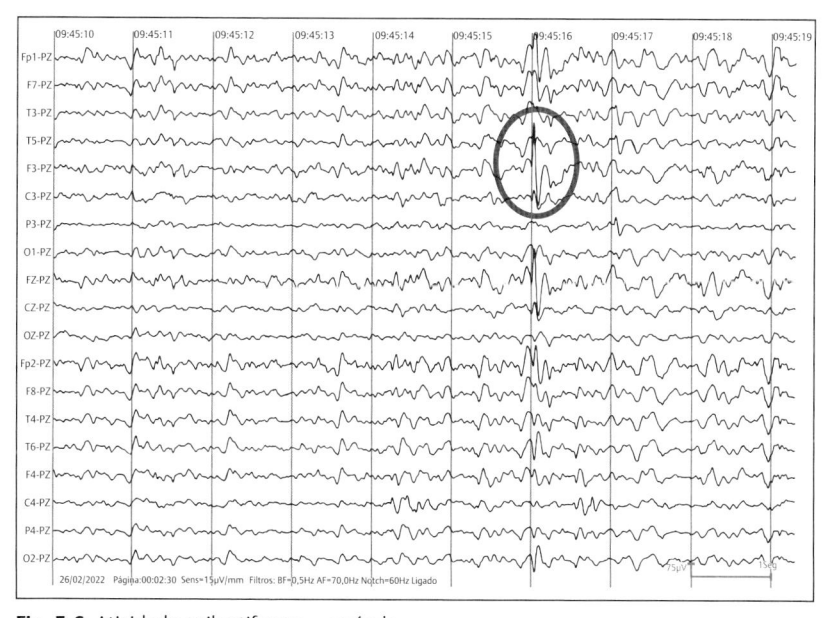

Fig. 5-6. Atividade epileptiforme – espícula.

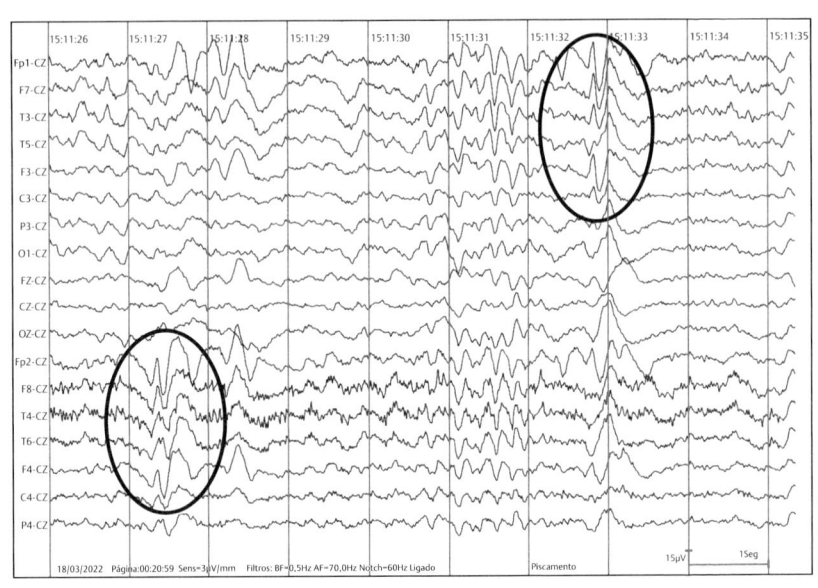

Fig. 5-7. Atividade epileptiforme – onda aguda – onda lenta.

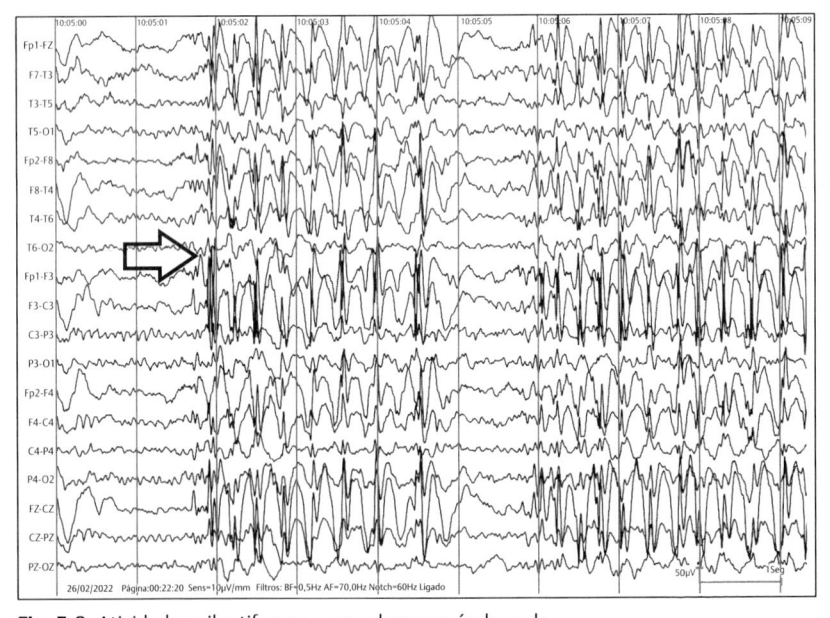

Fig. 5-8. Atividade epileptiforme – complexos espícula onda.

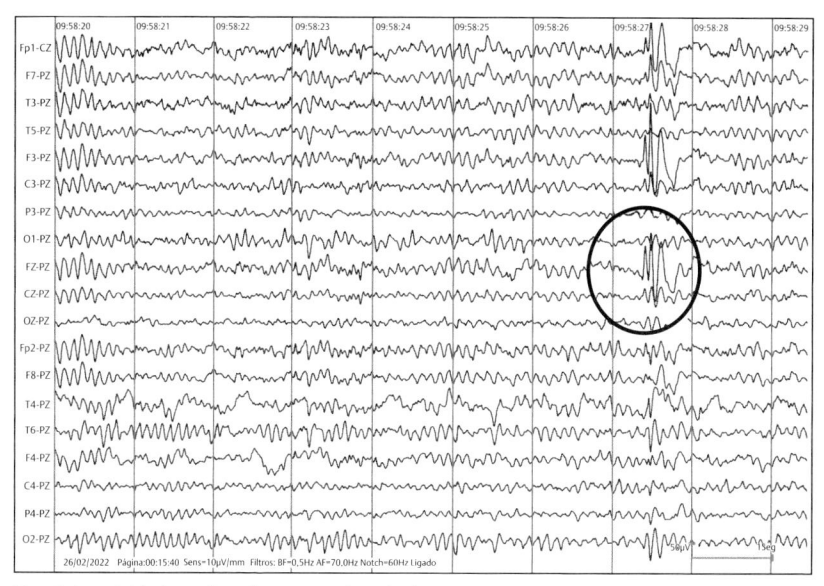

Fig. 5-9. Atividade epileptiforme – poliespículas.

É importante ressaltar que um EEG normal não descarta o diagnóstico de epilepsia. Ainda, a presença isolada de anormalidades no exame, sem história de crises epilépticas não determina o diagnóstico de epilepsia.

O exame normal em uma pessoa que tem epilepsia pode ser decorrente da limitação do EEG de superfície em captar atividade epileptiforme em focos profundos ou distantes do eletrodo. Um tempo de registro insuficiente, ou até mesmo o uso de medicações que atenuam ou suprimem as descargas também podem ocultar a atividade neuronal anormal.

Existem formas de se aumentar a detecção de paroxismos. Dentre essas formas podemos citar: o uso de métodos de ativação (privação de sono, prova de hiperpneia e fotoestimulação intermitente), que serão abordados em capítulo específico. Outra opção é a realização de registros prolongados, ou mesmo seriados até a implantação de eletrodos profundos na investigação pré-cirúrgica.

O técnico tem papel fundamental na realização de um exame de qualidade, que começa com a coleta de dados sobre o paciente. Uma história bem detalhada da epilepsia deve incluir informações quanto à semiologia das crises (Quadro 5-1 – Modelo de Questionário para caracterização de crises), a medicação em uso, a ocorrência de crise recente, a etiologia, o motivo do pedido e o registro dos resultados de EEG anteriores. Todas estas informações podem ser transcritas do pedido médico que, quando insuficientes, devem ser complementadas com informações adicionais. Infelizmente, tem sido cada vez mais comum, acontecimentos em que o técnico é surpreendido com um pedido médico contendo apenas o CID e a informação – "epilepsia", que em nada contribui para o diagnóstico preciso e a classificação adequada das epilepsias. O técnico deve fazer um exame dinâmico. Deve acompanhar todo o registro e anotar tudo que for possível sobre o estado do paciente, estado de consciência e sono, ansiedade, confusão mental, agitação psicomotora, posição da cabeça e qualquer intercorrência nos aparelhos conectados ao paciente. Caso ocorra uma crise epiléptica durante o exame (assunto abordado em outro capítulo), o técnico deve buscar um médico imediatamente.

Em momento algum é permitido ao técnico tecer quaisquer comentários referentes ao padrão observado no traçado ("quanta descarga, está muito alterado, ele tem uma epilepsia grave") que possam gerar preocupações ao paciente ou ao seu acompanhante. O técnico deve estar atento para a realização de um exame completo e de qualidade desde que não haja contraindicações, e confiar ao médico a tarefa de interpretar o resultado dos exames e comunicá-los ao paciente e acompanhante.

O EEG é, muitas vezes, imprescindível para o diagnóstico diferencial entre as crises epilépticas e as crises não epilépticas psicogênicas (CNEP). Nas CNEP, o paciente pode apresentar movimentos bizarros, a duração pode ser bem mais prolongada que o habitual, e geralmente o paciente não apresenta mordedura de língua, perda urinária, sonolência, nem vômitos após a crise. Nestes casos, o EEG é normal durante as crises.

Por fim, para o diagnóstico e monitorização da eficácia do tratamento, o EEG tem uso bem definido no contexto de estado de mal epiléptico, que pode ser convulsivo e não convulsivo. O primeiro ocorre na condição do paciente apresentar crises tônico-clônicas reentrantes sem recuperação da consciência no intervalo entre as crises, ou crise única prolongada (duração maior que cinco minutos). No estado de mal não convulsivo, o paciente apresenta, por pelo menos 30 minutos, alteração do estado mental, sonolência, confusão ou coma e as alterações motoras, quando ocorrem, costumam ser mais discretas.

Pontos-Chave

- O valor do EEG na investigação das crises epilépticas é indiscutível.
- Conhecer os conceitos clínicos básicos e a classificação quanto aos tipos de crises, tipo de epilepsia e síndromes epilépticas é fundamental para aprimorar a qualidade do registro e auxiliar no diagnóstico.
- Uma crise epiléptica pode ser causada por várias condições como febre, infecção ou trauma etc. É importante lembrar que nem toda pessoa que apresenta crise epiléptica tem epilepsia.

- A epilepsia é definida como uma doença na qual a pessoa tem uma predisposição duradoura para apresentar crises epilépticas espontâneas e recorrentes.
- É fundamental ressaltar que um EEG normal não descarta o diagnóstico de epilepsia, assim como a presença de atividade epileptiforme no EEG não determina o diagnóstico de epilepsia.
- O técnico tem papel fundamental na realização de um exame de qualidade. Sua responsabilidade começa com a coleta de dados; e inclui a utilização do modelo de questionário para a caracterização de crises; a descrição detalhada das medicações em uso, a indicação do exame e o registro fiel dos resultados de EEG anteriores.

BIBLIOGRAFIA

Acevedo C, Arzimanoglou A, Bogacz A, Cross JH, Elger CE, Engel J Jr, et al. Ilae Official Report: A practical clinical definition of epilepsy. Epilepsia 201;55(4):475-82.

Berg AT, Berkovic SF, Brodie MJ, Buchhalter J, Cross JH, van Emde Boas W, et. al. Revised terminology and concepts for organization of seizures and epilepsies: Report of the ILAE Commission on Classification and Terminology. 2005-2009. Epilepsia 2010;51:676-85. O técnico tem papel fundamental na realização de um exame de qualidade. Sua responsabilidade começa com a coleta de dados; e inclui a utilização do modelo de questionário para a caracterização de crises; a descrição detalhada das medicações em uso, a indicação do exame e o registro fiel dos resultados de EEG anteriores. A epilepsia é definida como uma doença na qual a pessoa tem uma predisposição duradoura para apresentar crises epilépticas espontâneas e recorrentes.

Fisher RS, Cross JH, French JA, Higurashi N, Hirsch E, Jansen FE, et al. Operational classification of seizures types by the International League Against Epilepsy: Position Paper of ILAE Commission for Classification and Terminology. Epilepsia 2017;58(4):522-530.

International League Against Epilepsy, Guidelines. Disponível em: https://www.ilae.org/guidelines. Acesso em: 25 de junho de 2022.

Ottman R, Hirose S, Jain S, Lerche H, Lopes-Cendes I, Noebels JL, et al. Genetic testing in the epilepsies-report of the ILAE Genetics Commission. Epilepsia 2010;51(4):665-670.

Pazzanese O, Pupo PP. A eletroencefalografia na epilepsia: considerações sobre 271 casos. Arquivos de Neuropsiquiatria 1948;6(2):107-150.

Ríos-Pohl L, Yacubian MT. O ABC de um registro eletroncefalográfico: da teoria à prática clínica. Bela Vista: Alaúde, 2016.

Parte II   O EEG NA PRÁTICA

O QUE SE ESPERA DE UM BOM TÉCNICO DE EEG

Lisiane Seguti Ferreira
André Gustavo Fonseca Ferreira
Paulo Emidio Lobão Cunha
Fabio Viegas Caixeta

Trabalhar com o público não é tarefa fácil. O técnico de EEG está constantemente recebendo pacientes de todas as faixas etárias e classes sociais. Nas situações de trabalho em que há atividades pré-determinadas, algumas atitudes e habilidades devem ser colocadas em prática. Citemos algumas:

- A saúde em primeiro lugar! Um ambiente de trabalho saudável é aquele em que nos sentimos bem quando chegamos, e contribuímos com o nosso melhor, sempre pensando em aumentar o bem-estar de todos envolvidos, incluindo o nosso bem-estar, o bem-estar dos nossos colegas, e o bem-estar dos clientes.
- Definição clara de objetivos e padronização dos processos de trabalho, visando ao comportamento sinérgico.
- Postura cooperativa entre as pessoas. Respeito genuíno em todos os níveis.
- Evitar frases perigosas: "esse problema não é meu"; ou "isso nunca vai dar certo".
- Respeito às diferenças individuais.
- Ter espírito participativo, ou seja, o problema de um membro da equipe também é o problema de todos os membros da equipe, e é mais fácil resolver juntos.
- Criar clima de motivação tal que faça com que as tarefas sejam executadas corretamente da primeira vez, evitando que, sistematicamente, devam ser refeitas.
- Respeito ao meio ambiente, evitando desperdícios.
- Atenção a segurança e integridade de todos, prestando respeito ao nosso bem mais precioso: a vida.

E por falar em motivação, é importante que o técnico tenha a mente aberta para compor uma equipe de verdade. E quais são os elementos essenciais para o sucesso de um grupo?

- *Objetivo*: o objetivo é claro para todos? Satisfaz a todos os servidores?
- *Organização*: a equipe estruturou o trabalho a partir de alguma estratégia? Definiu papéis? De que forma está controlando os seus resultados?
- *Comunicação*: as informações são prestadas de forma clara? Pratica-se a troca de *feedback*?
- *Relacionamento*: todos se sentem parte da equipe? A equipe mantém um clima de trabalho positivo e saudável? Constrói e preserva vínculos duradouros?
- *Motivação*: as tarefas são igualmente desafiantes para todos os seus membros? Todos se sentem reconhecidos pelo que fazem?
- *Processo decisório*: qual o comportamento do grupo que é mais usado na tomada de decisão: consenso, maioria, imposição ou aceitação?
- *Capacidade de inovação*: as pessoas são receptivas às sugestões de mudança que surgem ao longo do trabalho?
- *Sinergia*: o trabalho em equipe, que vem do esforço somado das pessoas envolvidas, ocorre de forma fluida, eficiente, saudável e prazerosa?
- *Liderança*: somos capazes de influenciar as pessoas e o grupo? Há suficiente autocontrole, autoconhecimento, automotivação, empatia e sociabilidade?

As equipes devem caracterizar e vivenciar:

1. Conhecimentos complementares.
2. Compromissos com propósitos e metas de desempenho comuns.
3. Compromissos com uma abordagem comum.
4. Responsabilidade mútua.

Assim, o trabalho em equipe gera um esforço comum em busca de soluções e cumprimento de metas, com todas as etapas do trabalho sendo compreendidas e negociadas por todos os interessados.

O que torna uma equipe verdadeira é o fato de ela ser formada por pessoas desenvolvendo um trabalho juntas para o bem comum. O "trabalho", que uma equipe faz não é o que a torna uma equipe. É a "união" que interessa. A união envolve: confiança mútua, respeito, senso de compromisso, alto grau de comunicação dentro e fora da equipe, tolerância a um grau de saudável discordância e de criatividade, mente aberta e cooperação constante.

Além de desenvolver o espírito de equipe, a qualidade volta-se para a plena satisfação dos funcionários e do cliente, e isso se aplica a quaisquer segmentos – das indústrias ao setor público, das instituições educacionais às empresas multinacionais, que se veem pressionadas a incorporar em suas práticas os princípios da qualidade total. E o laboratório de EEG em que se trabalha não deve fugir a esta regra!

A prática da qualidade requer:

- Clima de confiança entre os funcionários, com apoio mútuo e empatia, buscando a eliminação do receio de participar e quebra de barreiras entre as diversas áreas.
- Capacitação, participação e comprometimento das pessoas com o desenvolvimento pessoal e com o futuro da organização.
- Cumprimento, com excelência, da finalidade para a qual a organização foi criada.
- Fazer certo, da primeira vez.
- Busca permanente do aperfeiçoamento.
- Satisfação total dos funcionários e clientes.

A qualidade é o fator crítico de sucesso para qualquer organização. Neste sentido, cada um de nós tem um papel importante a desempenhar diante do contexto da qualidade. Por mais que procedimentos cuidadosamente estudados, matérias-primas das melhores marcas e equipamentos de última geração possam auxiliar na obtenção de resultados da melhor qualidade, estes ainda são uma resultante condicionada à ação das pessoas.

São as pessoas, e não as organizações, que fazem e farão qualidade e, portanto, a diferença!

É importante lembrar que cada técnico do setor de eletroencefalografia faz parte de uma rede de prestadores de serviço, e que o principal objetivo é atender bem aos pacientes. Para os pacientes, vocês são os representantes e embaixadores da própria instituição de saúde. Cabe a cada um de nós, em cada atendimento prestado, atender e superar as expectativas dos clientes, melhorando cada vez mais a boa imagem do nosso segmento profissional. Devemos, portanto, pensar no que podemos fazer para prestar um atendimento de alta qualidade e diferenciado. Finalmente, devemos prestar o mesmo tipo de atendimento a todos pacientes. Independentemente de idade, gênero, cor da pele, *status* social, aparência física, partido político, religião, time de futebol, deficiências físicas, profissão, entre outros. Todos são pacientes e devem ser tratados da mesma forma, sem preconceitos ou protecionismos.

Às vezes o cansaço do nosso dia a dia faz com que fiquemos desmotivados e mal-humorados. Isso acontece com todos nós, e é saudável respeitarmos nossos maus momentos. Por outro lado, não é saudável nem justo com ninguém descontarmos nossas frustrações nos outros, e em especial nos pacientes, que chegam até nós em uma situação extremamente vulnerável, dependendo do nosso apoio para poderem cuidar da própria saúde.

Quando estamos no nosso pior, às vezes agimos de maneira impaciente, agressiva ou passivo-agressiva (como um porco-espinho, que não ataca, mas machuca a todos em seu redor). Você já se encaixou em algum destes estereótipos:

- O amante de redes sociais? "Ajeita o cabelo e vamos tirar uma *selfie* para postar no *insta*."
- O robô? "EEG é o registro da atividade elétrica cerebral. O exame completo dura 30 minutos, contém provas de estimulação, etapas de colagem e retirada de eletrodos, sem nenhuma outra atividade adicional."
- O piloto-automático? "Deita na maca, abre e fecha o olho, fica quieto, respira rápido. Terminou o exame."
- O mal-humorado? "O que foi? Deita logo e cala a boca. Vamos terminar logo."
- O apressado? "Tenho que ir embora, tenho mil trabalhos da faculdade."
- O impaciente? "Que chato, este exame não termina nunca."
- O enrolado? "Nossa, estou tão cansado, vou ouvir uma musiquinha, tomar um cafezinho e vou ao banheiro. O dia é tão longo. Ai, minhas juntas!"
- O câmera-lenta? "Agora, vou ligar o aparelho, vou respirar profundamente, daqui umas 2 horas, eu finalizo tudo."
- O baixo-astral? "Não aguento mais essa vida, tanta conta para pagar, tanto doente pra aguentar."
- O sem-entusiasmo? "Fazer exame para quê? A gente não ganha nenhum adicional com isso. Eu já tenho meu salário fixo."
- O preguiçoso? "Nossa, hoje vão ter dois EEGs o dia inteiro. Estou um caco!"
- O enrolado? "Estou sem tempo, agora não, pede pro paciente descer amanhã, que hoje estou indisposto e amanhã é meu abono."
- O procrastinador? "Agora vou olhar o instagram, depois vou tomar um café, irei pagar umas contas e após tudo isso, irei realizar o exame."
- O "forçador de barra"? "Doutor, não dá pra laudar este exame agora não? É meu parente... Tem como encaixar mais um?"
- O despreparado? "Este elétrico que você tá fazendo é umas ondinhas e não dá choque."
- O estourado? Fica deitado, calado, senão você atrapalha o exame e eu não vou fazer de novo."
- O "quanto menos paciente melhor"? "A gente está sobrecarregado, é paciente demais... Antes a gente saía mais cedo, agora 'tamo' saindo às 4 horas da tarde."

Você se identificou com algum deles, seja a mudança! Busque sempre o seu melhor eu. E, por fim, tenhamos em mente os princípios da qualidade no atendimento:

1. Busca constante da total satisfação dos pacientes.
2. Trabalho pautado pela segurança, clareza, objetividade e transparência.

3. Comprometimento com a manutenção do ambiente de trabalho saudável.
4. Aperfeiçoamento contínuo.
5. Garantia da qualidade.

Podemos, assim, concluir que novas atitudes, valores e objetivos estão presentes nestes cinco princípios. Eles devem ser adotados e relembrados diariamente. Seguindo esse caminho, o atendimento aos pacientes será pautado pela ética e pela honestidade de propósitos, trazendo bem-estar a todos, inclusive a nós mesmos.

"Seja a mudança que você quer ver no mundo".

Dalai Lama

BIBLIOGRAFIA

Fleury ACC, Fleury MTL. Construindo o conceito de competência, RAC - Revista de Administração Contemporânea, Edição especial 2001:183-196.

Fleury MTL, Fleury ACC. Alinhando estratégias e competências. Revista de Administração de Empresas 2004;44.

Green PC. Desenvolvendo Competências Consistentes – Como Vincular Sistemas de Recursos Humanos a Estratégias Organizacionais. Rio de Janeiro: Qualitymark. 2000.

Marcondes JS. O que é Competência Técnica? Quais são as Competências Técnicas. Blog Gestão de Segurança Privada. Disponível em: https://gestaodesegurancaprivada.com.br/competencias-comportamentais-o-que-e-importancia-e-12-exemplos. Acessado em 25 de junho de 2022.

SEGURANÇA EM PRIMEIRO LUGAR: CUIDADOS COM A ELETRICIDADE

Lucas Cruz Costa Leal
Jair Trapé Goulart
Fabio Viegas Caixeta

INTRODUÇÃO

A segurança do paciente é um dos requisitos essenciais para prestar uma assistência em saúde de qualidade. Segundo definição da Organização Mundial da Saúde tal iniciativa tem por objetivo reduzir a um mínimo aceitável, o risco de dano desnecessário associado ao cuidado de saúde. Nesse sentido é importante propiciar um ambiente no qual todos os trabalhadores assumam responsabilidade pela sua própria segurança, de seus colegas e dos pacientes.

O eletroencefalograma (EEG) é considerado um exame seguro tanto para o técnico quanto para o paciente. No entanto, existem potenciais riscos associados ao procedimento. A possibilidade de choque elétrico é o principal determinante para a ocorrência de danos e pode ocasionar lesões que vão desde queimaduras na pele até mesmo indução de crises convulsivas, fibrilação ventricular e morte. Os principais fatores que auxiliam na redução deste risco são:

1. O uso de equipamentos de EEG certificados pela ANVISA (a certificação pode ser verificada no site consultas.anvisa.gov.br) que sigam os requisitos da norma NBR IEC 80601-2-26;
2. A estrita observância dos protocolos de manutenção indicados pelo fabricante; e
3. O adequado treinamento da equipe técnica.

De acordo com dados da Associação Brasileira de Conscientização para os Perigos da Eletricidade, publicado em 2021, os choques elétricos somaram 898 ocorrências que resultaram em 674 mortes em todo o Brasil (Fig. 7-1).

Acidentes (e mortes) envolvendo eletricidade em 2021

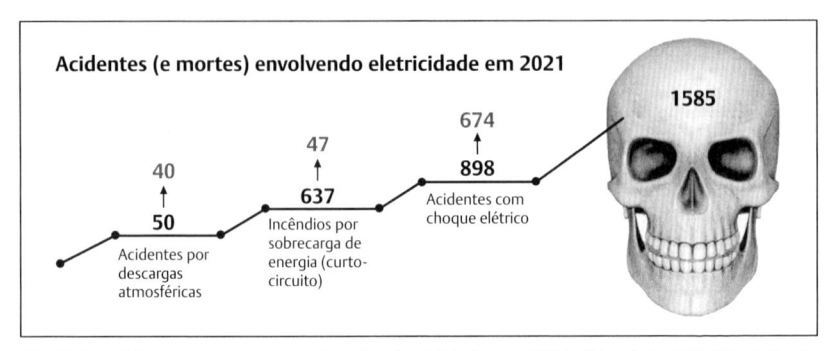

- 40 ↑ 50 — Acidentes por descargas atmosféricas
- 47 ↑ 637 — Incêndios por sobrecarga de energia (curto-circuito)
- 674 ↑ 898 — Acidentes com choque elétrico
- 1585

Fig. 7-1. Acidentes e mortes envolvendo eletricidade em 2021. (Martinho MB; Martinho E; De Souza DF (Org.). Anuário Estatístico de Acidentes de Origem Elétrica 2022 – Ano base 2021. Salto-SP: Abracopel, 2022.)

O risco de sofrer lesão elétrica pode ser estimado em três grupos que têm diferentes tipos de relações com o equipamento de EEG. No grupo mais seguro estão as pessoas que estão próximas ou em contato com um dispositivo elétrico, mas não estão fisicamente conectadas a ele. O segundo grupo é composto por indivíduos com eletrodos fixados na pele, porém que não fazem uso de outros dispositivos médicos. O terceiro grupo contém os pacientes com maior risco, como os neonatos e pacientes que fazem uso de cateteres intravasculares ou outros dispositivos de saúde invasivos.

Para entender sobre os riscos do contato com correntes elétricas, é necessário recordar que a eletricidade é uma forma de energia que tem o potencial de fluir entre dois pontos. Para isso, é necessário que exista uma diferença de potencial elétrico entre eles, ou seja: é necessário que haja uma tensão elétrica diferente de zero entre os pontos. A corrente elétrica flui com maior facilidade através de materiais chamados condutores, desde que exista uma via completa para o fluxo (um circuito fechado).

A água, a maioria dos metais e os seres vivos podem funcionar como condutores. No ser humano, a condutividade é maior no sangue, nos músculos e nos nervos do que nos ossos e na pele. Entretanto, a pele úmida torna-se uma boa condutora de eletricidade.

Qualquer fonte de eletricidade possui a tendência de descarregar no solo, desde que com esta se estabeleça um circuito. Exemplo: uma pessoa pode tocar um cabo energizado sem sofrer qualquer descarga elétrica, desde que esteja sobre uma superfície isolante. Caso toque o solo com o pé, se estabelecerá por meio do seu corpo um circuito entre a fonte de eletricidade e o solo, de modo que o organismo sofrerá os efeitos da passagem da corrente elétrica (Fig. 7-2).

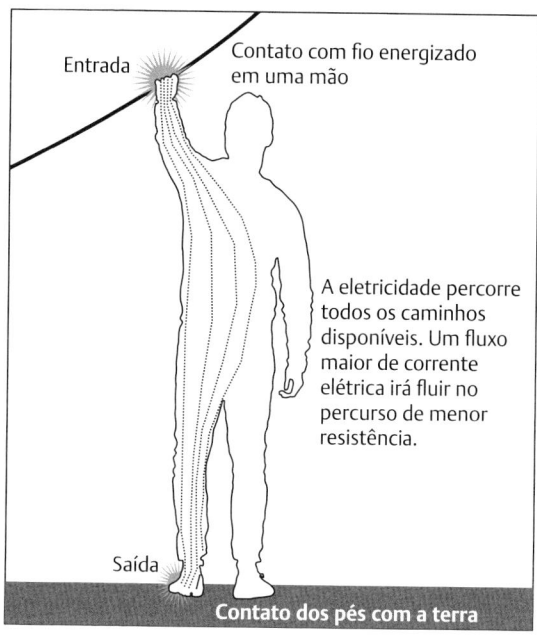

Fig. 7-2. O choque elétrico ocorre quando o corpo humano se torna parte de um circuito entre a fonte de eletricidade e a terra. (Adaptada de Kutchek KJ. Electrocutions & Shock Injuries: the Basics of Human Electrical Exposures. Robert Forensic, Expert Article. 2018. Disponível em: https://www.robsonforensic.com/articles/electrocution-expert-witness. Acesso em 25 de junho de 2022.)

Essa "afinidade" que a eletricidade tem **pelo solo** explica o efeito protetor do aterramento de fontes de eletricidade: o fluxo de energia tende a se estabelecer pelo aterramento, poupando a pessoa de uma descarga às vezes fatal. Devido às proporções do nosso planeta em relação aos equipamentos e fenômenos elétricos envolvidos, uma conexão com o solo fornece um aterramento adequado virtualmente em todos os casos. Evidentemente, o equipamento de EEG deve estar conectado a um aterramento apropriado, projetado por um engenheiro eletricista para ser utilizado com segurança.

Não existe fonte de eletricidade que não seja perigosa. Mesmo a baixa voltagem que alimenta nossas casas e o laboratório de eletroencefalografia tem o potencial de provocar um acidente fatal. Esse risco é maior em indivíduos cuja resistência à eletricidade esteja diminuída, por exemplo, por estar com o corpo molhado ou em uso de dispositivos médicos invasivos (em especial pacientes com marca-passo cardíaco ou outros estimuladores elétricos).

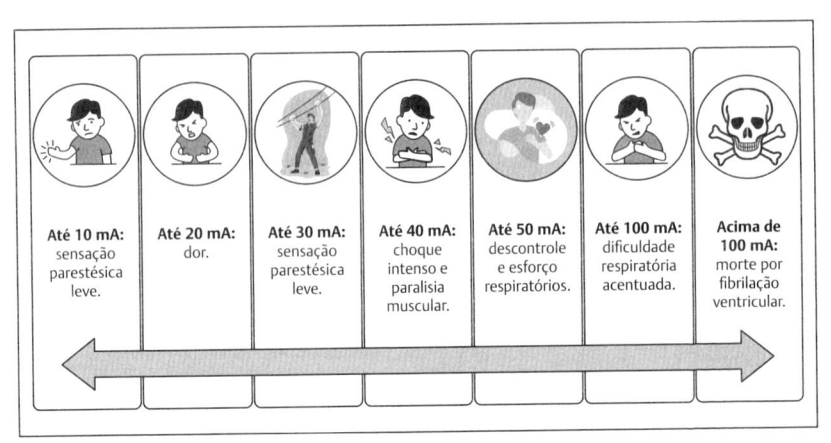

Até 10 mA:	Até 20 mA:	Até 30 mA:	Até 40 mA:	Até 50 mA:	Até 100 mA:	Acima de 100 mA:
sensação parestésica leve.	dor.	sensação parestésica leve.	choque intenso e paralisia muscular.	descontrole e esforço respiratórios.	dificuldade respiratória acentuada.	morte por fibrilação ventricular.

Fig. 7-3. Efeitos da corrente elétrica de diferentes intensidades sobre o corpo humano.

Para que o choque aconteça, é necessário que haja um fluxo de corrente elétrica forçado através do corpo. O macrochoque, que é forte o suficiente para causar dano, ocorre quando se entra em contato com uma superfície eletrificada, e é perceptível à pessoa exposta a ele, causando dor e desconforto. Já os microchoques, que são correntes muito pequenas (até 100 microamperes – µA), só podem ser letais dependendo dos locais em que são aplicados. Pacientes com equipamentos elétricos estimuladores (marca-passos etc.) ou condutores implantados (sondas, cateteres etc.) são mais sensíveis ao microchoque, podendo inclusive ir a óbito.

É possível estimar a corrente elétrica que pode atravessar o técnico de EEG ou o paciente com alguns testes de segurança. Sabe-se que a impedância típica da pele do paciente é de 5 KΩ, e a voltagem em alguns estados brasileiros é de 220 V. De acordo com a lei de ohm: I (corrente) = V (voltagem)/R (resistência), ou seja, 220/5 = 44 miliamperes (mA). Esta intensidade de corrente pode causar danos com perigo real, como revelam os dados (Fig. 7-3).

Os equipamentos elétricos de classe médica, como o equipamento de EEG, devem ser certificados pela ANVISA. Isso garante que estes equipamentos passem por testes rigorosos, e mesmo nas condições mais adversas, correntes de fuga sempre devem estar abaixo de 5 mA.

ATERRAMENTO

Toda tomada elétrica precisa, no mínimo, de dois contatos elétricos para formar um circuito fechado por onde flui a eletricidade. O fio-terra, ou aterramento, é o terceiro contato elétrico em tomadas elétricas, que é ligado a um fio verde isolado que desce por dentro das paredes, conectado a um cano, bastão ou placa de metal ligada ao solo.

O fio-terra é fundamental para a proteção contra os choques elétricos, absorvendo e encaminhando para a terra as correntes que "fugiram" dos aparelhos. Este aterramento também serve para a proteção dos aparelhos elétricos quando ocorrerem oscilações dos picos de energia, ou quando há uma falta de eletricidade súbita. O aterramento descarrega para o solo as correntes de fuga e estabilizará as tensões quando ocorrerem defeitos nas instalações. Assim, o aterramento tem a função dupla de proteger o/a paciente e o(a) técnico(a), capturando a corrente elétrica que algumas vezes "foge" dos aparelhos defeituosos, e também atua protegendo o equipamento eletrônico de eventuais sobrecargas elétricas.

Podemos comparar o aterramento elétrico ao cinto de segurança de um automóvel. O automóvel pode funcionar e transportar pessoas mesmo que estas não estejam utilizando o cinto de segurança. Os aparelhos elétricos também funcionam sem o fio-terra estar conectado, mas podem gerar riscos desnecessários, e até mesmo letais. Muitas vezes, o aterramento é negligenciado, causando riscos à segurança das pessoas e dos aparelhos.

Nos fios dos aparelhos elétricos, como o equipamento de EEG, a tomada da fonte de energia tem um pino central longo e mais robusto (Fig. 7-4). Este pino está ligado também a um fio verde isolado, que se liga aos aparelhos, fazendo conexão com várias partes do sistema, incluindo o chassi (superfície metálica externa) do aparelho. A cor verde sempre indica fio-terra em sistemas modernos de distribuição de energia elétrica.

A primeira regra básica de segurança é que todos os objetos de metal expostos em salas de EEG façam ligações com o fio-terra, uma vez que os metais são os melhores condutores elétricos. Estar em contato com o aterramento é sempre perigoso, especialmente se houver fontes de corrente elétrica próximas que possam fazer ligações com o nosso corpo.

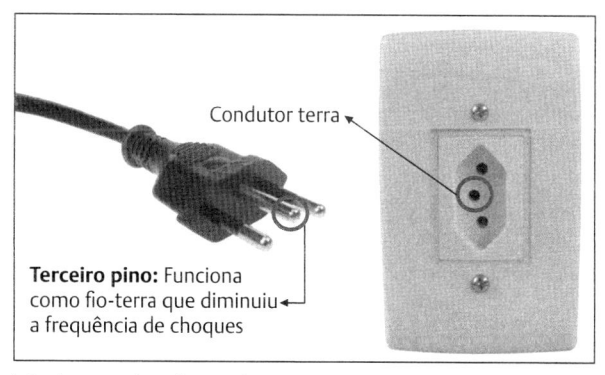

Fig. 7-4. Padrão de tomadas e fontes de energia usadas no Brasil conforme a norma NBR 14136.

Caso exista um defeito no aparelho ocasionando fuga de corrente elétrica, o fluxo excessivo de eletricidade sairá com segurança pelo fio-terra do aparelho. Se, por qualquer motivo, o fio-terra não estiver funcionando e o técnico ou o paciente entrarem em contato com o aparelho ou outro objeto ligado ao aterramento, o corpo do(a) indivíduo servirá de via para a condução da corrente elétrica, ocasionando risco de choque perceptível, de até 44 miliamperes (Fig. 7-3).

No EEG clínico de rotina, uma derivação-terra do eletroencefalógrafo geralmente é fixada ao paciente, que fica aterrado ao equipamento. Este aterramento não deve ser confundido com o fio-terra das instalações elétricas, pois o fio-terra do equipamento tem um circuito próprio, e não está diretamente conectado ao fio-terra da parede. O aterramento do paciente ao equipamento é essencial para reduzir estes artefatos, e não traz nenhum risco ao paciente.

Adota-se esse aterramento paciente-equipamento porque ao fixarmos os eletrodos na cabeça do paciente cria-se uma antena eficiente, capaz de captar até mesmo emissões de rádio e TV. Nesses casos, interferências eletromagnéticas de 60 Hertz vindas da rede elétrica são quase inevitáveis, causando artefatos (defeitos) conhecidos como "ruído de rede elétrica", ou "ruído de linha", que prejudicam muito a qualidade do exame de EEG. Na maior parte das vezes, a presença desse tipo de artefatos é indicativa de derivação terra mal fixada (eletrodo terra solto) ou defeituosa.

Uma última observação é importante, em casos que múltiplos equipamentos elétricos sejam conectados a um mesmo paciente. Dispositivos como eletrocardiógrafos, monitores de pressão arterial elétricos, e instrumentos ligados a cateteres podem ter sua própria conexão ao aterramento com o paciente. Caso sejam colocados fios-terra de diferentes equipamentos no mesmo paciente, pode ocorrer o fenômeno da alça-terra. Se na alça-terra os aparelhos elétricos estiverem em diferentes potenciais elétricos, poderá fluir corrente através do paciente e/ou do técnico. Outro efeito da alça-terra é que ela também funciona como uma poderosa antena, captando artefatos de 60 Hertz e prejudicando a qualidade do exame. Caso essa situação ocorra, um engenheiro eletricista deve ser consultado antes.

Pontos-Chave

- Sempre ligue o EEG antes de conectá-lo ao paciente e desconecte os eletrodos do paciente antes de desligar o aparelho. Dessa forma, garante-se o aterramento adequado e evitam riscos ao paciente.
- Utilize sempre a tomada com entrada de **três pinos** e nunca utilize adaptadores que convertam de três para dois pinos, pois isso deixa o equipamento sem aterramento e proteção.
- Não utilize cabos de extensão para máquinas de EEG, nem para computadores e outros dispositivos associados.

- Evite o contato entre o paciente e móveis metálicos, como macas, encanamentos ou outros dispositivos alimentados pela rede elétrica.
- Conecte sempre os eletrodos-terra à entrada apropriada do cabeçote no equipamento de EEG.
- Interrompa imediatamente a utilização de equipamentos que foram molhados; que sofreram danos físicos; que gerem sensação de choque ao serem tocados; que aqueçam de forma anormal; que liberem odores incomuns ao ligarem; ou que estejam com cabos de alimentação danificados.
- Se perceber qualquer mau funcionamento no aparelho, interrompa o uso até que seja realizada uma verificação de segurança elétrica apropriada.
- Se estiver inseguro com relação à tomada a ser utilizada, chame um engenheiro eletricista capacitado para fazer a verificação da rede elétrica.
- Tenha cuidado especial ao realizar exames em ambiente de UTI. Lembre-se de que quanto mais fios você conectar a um paciente, e maior será o risco de choque elétrico. **Nunca utilize o aterramento duplo. Uma boa regra geral a seguir é que deve haver apenas um eletrodo de aterramento conectado ao paciente em qualquer momento.**
- Recomenda-se que os serviços que possuam aparelhos de EEG estabeleçam um programa de segurança elétrica, que inclua o controle do aterramento e a integridade dos conectores, assim como a medição da corrente de fuga, tanto dos aparelhos de EEG como do ambiente, pelo menos quatro vezes ao ano.

BIBLIOGRAFIA

Associação Brasileira de Normas Técnicas. ABNT NBR 14136 Plugues e tomadas para uso doméstico e análogo até 20 A/250 V em corrente alternada – Padronização. Versão corrigida 5. Rio de Janeiro: ABNT, 2012.

Associação Brasileira de Normas Técnicas. ABNT NBR IEC 80601-2-26, de 9 de dezembro de 2021. Equipamentos eletromédicos Parte 2-26: Requisitos particulares para a segurança básica e desempenho essencial de eletroencefalógrafos. Rio de Janeiro: ABNT, 2021.

Britton JW, Frey LC, Hopp JL, Korb P, Koubeissi MZ, Lievens WE, et al. Principles of Electrical Safety *In*: Electroencephalography (EEG): an introductory text and atlas of normal and abnormal findings in adults, children, and infants. Chicago: American Epilepsy Society, 2016.

Burgess RC. Electrical safety. *In*: Handbook of clinical neurology, v. *160*. Amsterdam: Elsevier, 2019. p. 67–81.

Duffy FH, Iyer VG, Surwillo WW. Eletrodos de registro. *In*: Duffy FH, Iyer VG, Surwillo WW.(ed.). Eletroencefalografia clínica e mapeamento cerebral topográfico. Rio de Janeiro: Revinter, 1999. p. 46-53.

Ebersole JS. (ed). Current Practice of Clinical Electroencephalography. 4th ed. Philadelphia: Lippincott Williams & Wilkins, 2014.

Kutchek KJ. Electrocutions & Shock Injuries: the Basics of Human Electrical Exposures. Robert Forensic, Expert Article. 2018. Disponível em: https://www.robsonforensic.com/articles/electrocution-expert-witness. Acesso em 25 de junho de 2022.

Martinho MB, Martinho E, DE Souza DF (Org.). Anuário Estatístico de Acidentes de Origem Elétrica 2022 - ano base 2021. Salto-SP: Abracopel, 2022.

Rasia CA, Barros CC, Marcelino SC. Lesões produzidas por eletricidade e radiacão ionizante. In: Manual do Atendimento Pré-Hospitalar. Brasília: Corpo de Bombeiros Militar do Distrito Federal, 2007.

Ríos-Pohl L, Yacubian MT. O ABC de um registro eletroncefalográfico: da teoria à prática clínica. Bela Vista: Alaúde, 2016.

Tatum WO, Mani J, Jin K, Halford JJ, Gloss D, Fahoum F, et al. Minimum standards for inpatient long-term video-electroencephalographic monitoring: A clinical practice guideline of the International League Against Epilepsy and International Federation of Clinical Neurophysiology. Epilepsia 2022;63(2):290-375.

PREPARANDO A SALA DE EXAMES DO EEG

Lisiane Seguti Ferreira
Jair Trapé Goulart
Fabio Viegas Caixeta

A construção da sala de eletroencefalografia deve seguir as recomendações encontradas na resolução RDC n° 50, de 21 de fevereiro de 2002. Resumidamente, a sala deve ter pelo menos 5,5 metros quadrados, com dimensão mínima de 2,2 metros para cada parede, e contar com os seguintes ambientes de apoio: área para recepção e registro de paciente, sala de espera de pacientes e acompanhantes, além de sanitários para pacientes e acompanhantes (Figs. 8-1 e 8-2).

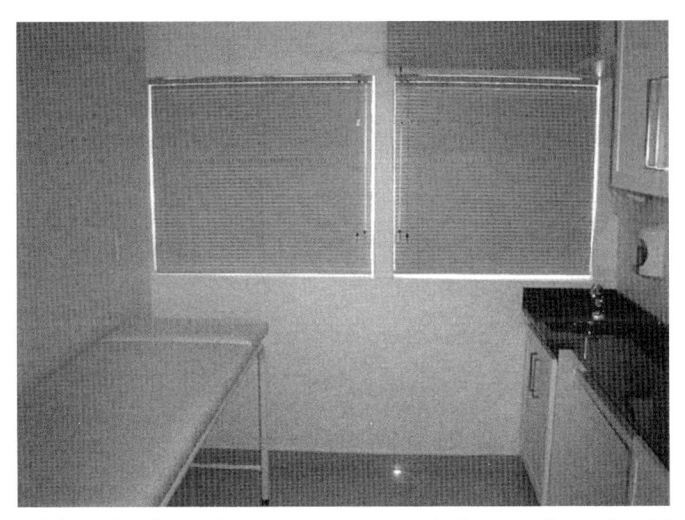

Fig. 8-1. O laboratório de EEG deve ter 5,5 metros quadrados, com dimensão mínima de 2,2 metros, paredes e piso com revestimento de fácil higienização.

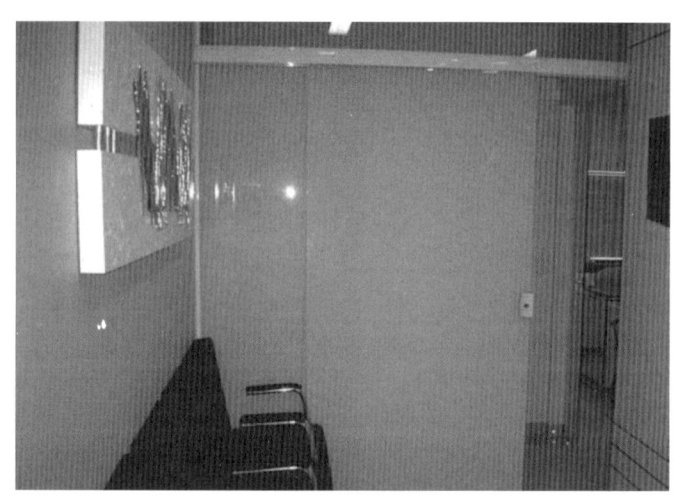

Fig. 8-2. Sala de espera para acompanhantes e pacientes.

O responsável pela construção deve se ater a possíveis especificidades legais em vigência no local da construção da sala, com atenção especial ao aterramento elétrico da sala.

É fundamental, também, a existência de uma pia de lavagem, destinada à higienização dos eletrodos, sempre inserida em uma bancada, que pode também ser destinada à lavagem das mãos. Os materiais adequados para o revestimento de paredes, pisos e tetos, devem ser resistentes à lavagem e ao uso de desinfetantes (Figs. 8-3 e 8-4). A sala deve permitir o fácil acesso de macas, bem como ser equipada com equipamentos de saída de oxigênio e ar comprimido e suportes para o soro.

Além destas recomendações, deve ser dada ênfase às instalações elétricas, em especial ao aterramento elétrico, que deve ser planificado com antecedência, atendendo aos requisitos da norma ABNT NBR 13534. Nestes casos, sugere-se a construção de aterramento no solo com, pelo menos, três barras de cobre no sistema triangular ou circular com camadas de sal e que a impedância seja menor que 5 Ω. Este procedimento deve ser executado por um engenheiro eletricista especialista.

No EEG clínico de rotina, uma derivação-terra do eletroencefalógrafo geralmente é fixada ao paciente, que fica aterrado ao equipamento. Este aterramento não deve ser confundido com o fio-terra das instalações elétricas, pois o fio-terra do equipamento tem um circuito próprio, e não está diretamente conectado ao fio-terra da parede. Esta ligação é essencial para reduzir os artefatos de 60 Hertz nos traçados de EEG. A presença de 60 Hertz no registro, em geral, é indicativa de derivação-terra inadequada.

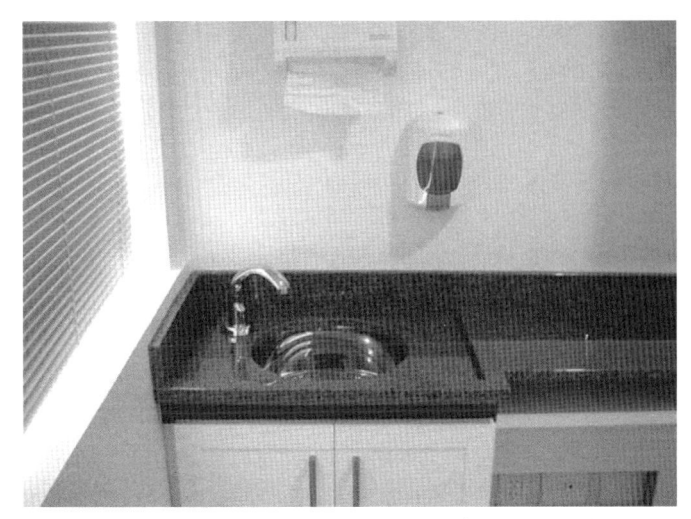

Fig. 8-3. A pia deve estar inserida em bancada e, a torneira deve ser automática, com sensor. É recomendável a existência de um sistema de dispensação de papel toalha e sabão líquido.

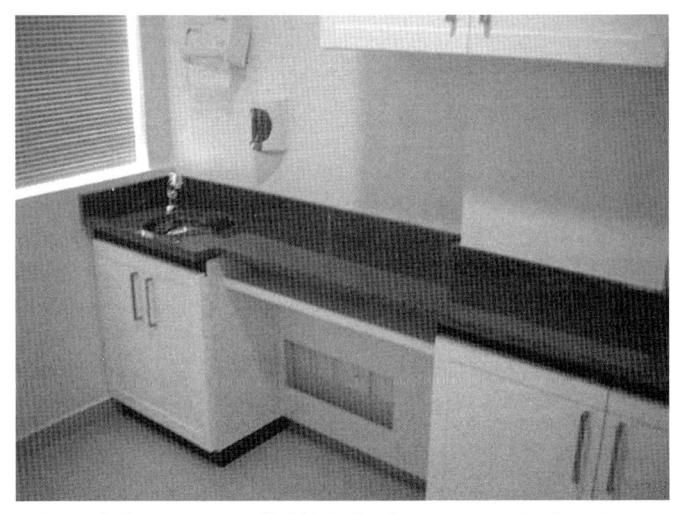

Fig. 8-4. A bancada deve permitir a fácil higienização e secagem de eletrodos.

A sala deve ser localizada distante de motores potentes, e o paciente não deve ficar próximo de cabos elétricos sem isolamento. Nos locais onde a interferência eletromagnética é muito intensa, apenas a blindagem da sala

– gaiola de Faraday – poderá excluir o ruído de 60 Hertz. É interessante consultar um engenheiro eletricista antes de instalar definitivamente o aparelho de EEG (Fig. 8-5).

É aconselhável usar um estabilizador elétrico do tipo *no-break* (*UPS– Uninterruptible Power Supply*) para garantir o funcionamento ininterrupto dos equipamentos de EEG. A função básica destes dispositivos é garantir níveis de energia estáveis, mesmo na presença de blecaute ou de uma rápida queda de energia, protegendo o aparelho contra raios e curtos-circuitos, preservando as informações nele contidas. Um ponto importante é dimensionar adequadamente o *no-break* a ser utilizado, levando em consideração a potência elétrica necessária para manter ligados, além do EEG, todos os outros equipamentos essenciais a ele conectados, incluindo computadores, monitores, e outros registradores de biopotenciais. Os *no-breaks* são vendidos com a especificação de volt-amperes (VA, uma medida de potência), enquanto a maioria dos equipamentos traz essa medida em Watts. Um dimensionamento simples pode ser obtido pela soma da potência em Watts de todos eletrônicos essenciais do sistema (EEG, computadores, monitores e outros) e dividir essa soma por 0,7. Ou seja, se todo o seu sistema tem potência máxima de 420 W, seu *no-break* deverá ser, pelo menos, de 600 VA ou mais.

A fonte luminosa da sala deve ser regulável e a sala deve ser mantida em semipenumbra (pouca luz). Também deverá ser bem ventilada e equipada com sistema de ar-condicionado, mantido sempre entre 22 e 24 graus Celsius.

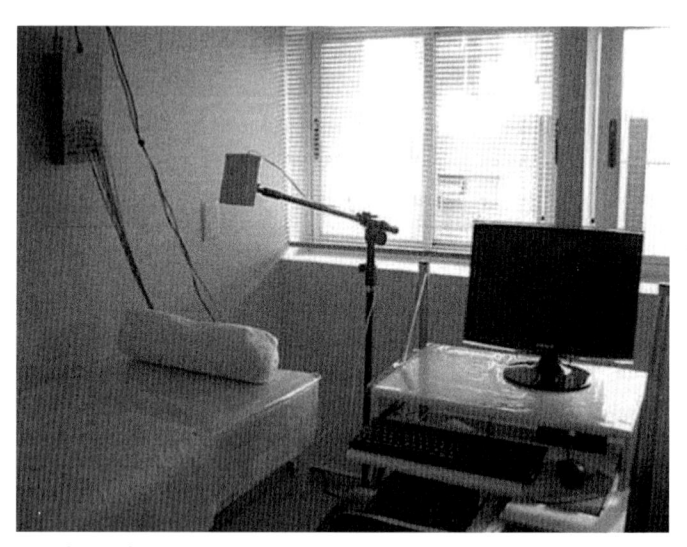

Fig. 8-5. Instalação elétrica com aterramento e isolamento adequados e distante de motores potentes.

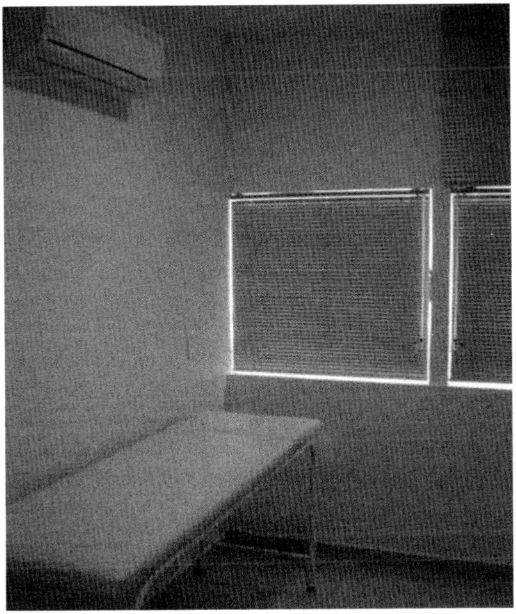

Fig. 8-6. Fonte luminosa regulável e ventilação adequada.

O ambiente deve ser silencioso para que o paciente possa sentir-se tranquilo e calmo e, se possível, sonolento. O isolamento acústico pode ser programado na ocasião do projeto arquitetônico, respeitando os níveis de pressão sonora estabelecidos na ABNT NBR 10152, e pode ser feito com lã de vidro ou outros materiais adequados. A sala não deve ficar próxima da secretaria ou da recepção, e o exame deve ser realizado de portas fechadas. É proibida a utilização de telefones celulares, rádios ou outros equipamentos eletrônicos na sala de EEG, e estes devem estar desligados quando no interior da sala de EEG (Fig. 8-6).

Deve também ser mantida uma rotina permanente de higienização. Os eletrodos devem ser limpos e adequadamente acondicionados. É recomendado o uso de lençóis e fronhas descartáveis. A constante vigilância da sala e dos equipamentos que lá funcionam é de responsabilidade do técnico que nela trabalha (Figs. 8-7 e 8-8).

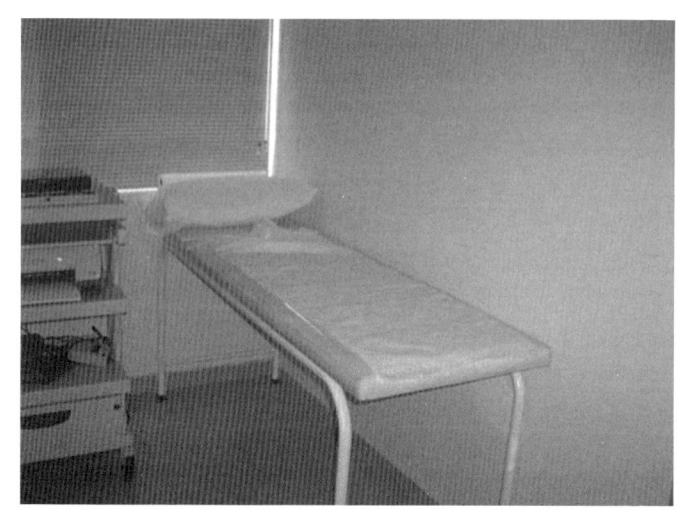

Fig. 8-7. Recomenda-se o uso de lençóis descartáveis.

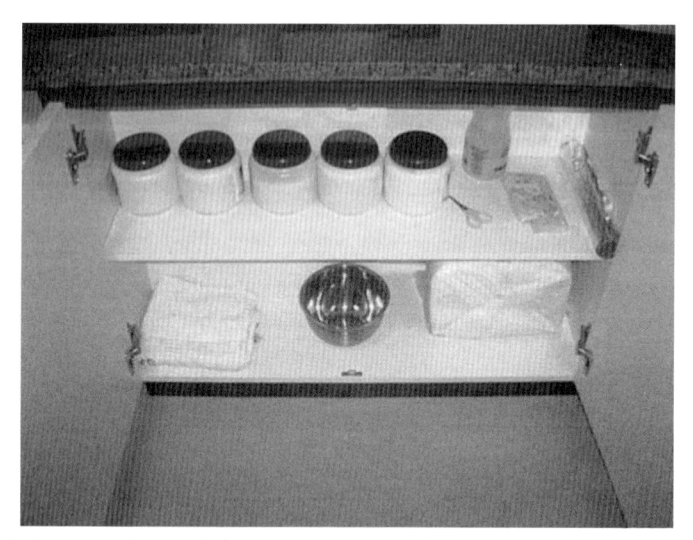

Fig. 8-8. Constante sistema de higiene e organização de materiais.

Pontos-Chave

- A construção da sala deve respeitar especificidades referentes às normas técnicas, com atenção às dimensões mínimas de 5,5 m².

- O espaço deve contar com uma área para recepção e registro do paciente, sala de espera, além de sanitário para pacientes e acompanhantes.

- O laboratório deve permitir o fácil acesso de macas, e idealmente ser equipado com saídas de oxigênio e ar comprimido e suportes para o soro.

- Deve ser dada atenção especial ao aterramento elétrico, que deve ser planificado com antecedência, atendendo aos requisitos da norma técnica.

- A sala deve ser localizada distante de motores potentes, e o paciente não deve ficar próximo de cabos elétricos sem isolamento.

- A sala deve ter sistema de iluminação regulável, deve ser bem ventilada e equipada com sistema de ar-condicionado e temperatura entre 22 e 24 graus Celsius.

- É proibida a utilização de telefones celulares, rádios ou outros equipamentos eletrônicos na sala de EEG.

- Deve ser mantida uma rotina permanente de higienização. Os eletrodos devem ser limpos e adequadamente acondicionados.

BIBLIOGRAFIA

Aamir M, Kafeel A, Saad M. Uninterruptible Power Supply (UPS) system. Renewable and Sustainable Energy Reviews, v. 58, 2016.

Agência Nacional de Vigilância Sanitária. ANVISA RDC n° 50. Dispõe sobre o Regulamento Técnico para planejamento, programação, elaboração e avaliação de projetos físicos de estabelecimentos assistenciais de saúde. Brasília, ANVISA, 2002.

Associação Brasileira de Normas Técnicas. ABNT NBR 7256. Tratamento de ar em estabelecimentos assistenciais de saúde (EAS) – Requisitos para projeto e execução das instalações. Segunda edição. Rio de Janeiro: ABNT, 2021.

Associação Brasileira de Normas Técnicas. ABNT NBR 10152. Acústica – Níveis de pressão sonora em ambientes internos a edificações. Segunda edição. Versão corrigida. Rio de Janeiro: ABNT, 2020.

Associação Brasileira de Normas Técnicas. ABNT NBR 13534. Instalações elétricas de baixa tensão – Requisitos específicos para instalação em estabelecimentos assistenciais de saúde. Segunda edição. Rio de Janeiro: ABNT, 2008.

INSTRUMENTAÇÃO EM EEG

Paula Diniz dos Santos Moreira Rossi
Paulo Emidio Lobão Cunha

INTRODUÇÃO

O técnico constitui o primeiro elo para obtenção de um registro de qualidade da atividade elétrica cerebral. Ele deve se aperfeiçoar cada vez mais no conhecimento das características de cada componente do aparelho de eletroencefalograma (EEG), bem como no estudo das etapas de aquisição, processamento e registro da atividade elétrica cerebral.

As noções básicas de instrumentação devem ser entendidas para que se possa, por exemplo, diferenciar artefatos de verdadeiras ondas da atividade elétrica cerebral e, então, eliminá-las para a correta intepretação do traçado.

Neste capítulo, apresentaremos conceitos fundamentais referentes ao funcionamento do EEG para facilitar a compreensão e a atuação do técnico no exercício do seu dia a dia.

FUNDAMENTOS BÁSICOS

A atividade elétrica cerebral é obtida através da **diferença de potencial entre dois pontos (voltagem)**. Ela varia com o tempo gerando oscilações que determinam **amplitudes na ordem de *microvolts***. Por isso, é necessário **amplificar** essa diferença de potencial para que ela possa ser analisada. Nem toda atividade elétrica captada é de interesse para o registro e por isso utilizamos **filtros** capazes de afetar o sinal do EEG de modo sutil ou radical. Sem esses filtros, a atividade registrada pode se tornar ilegível. A **impedância** é outro elemento importante que atua como barreira para o registro de qualidade e a **calibração** torna-se indispensável para averiguar a confiabilidade do traçado.

Para realizar todos os passos acima, o aparelho de EEG é composto por uma série de componentes, cada um com uma funcionalidade distinta para realizar um bom registro da atividade elétrica cerebral. Apresentaremos cada estrutura de forma um pouco mais detalhada.

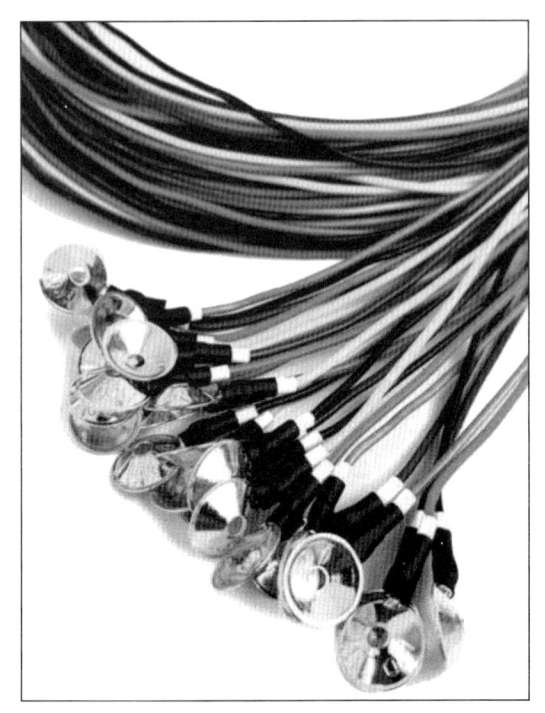

Fig. 9-1. Eletrodos de EEG.

Os eletrodos são constituídos por um disco de metal (ouro, prata, cobre etc.) de alta condutibilidade elétrica (Fig. 9-1), capaz de capturar a atividade elétrica cerebral, conduzi-la na direção do painel seleto, onde conectamos os fios dos eletrodos, e, em seguida, do amplificador. Ambos se encontram ligados à caixa de junção (cabeçote ou *jackbox*).

A caixa de junção contém pelo menos 23 entradas (*grid*) pré-determinadas pelo sistema internacional 10-20, representando a localização do eletrodo (Fig. 9-2). A partir de um par de entradas, conseguimos obter um canal eletroencefalográfico (G1 e G2 ou entrada 1 e entrada 2), sendo que a diferença de potencial obtida entre os dois eletrodos resultará na voltagem correspondente. Desta forma, podemos escolher qual eletrodo será colocado em cada entrada, resultando em diferentes possibilidades de combinação, a qual denominamos montagens (longitudinal, transversal ou referencial).

O amplificador permite aumentar ou reduzir a amplitude da atividade elétrica cerebral e tal processo é determinado pela sensibilidade, que é expressa na ordem de microvolts (μV) por milímetro (mm). O padrão

INSTRUMENTAÇÃO EM EEG

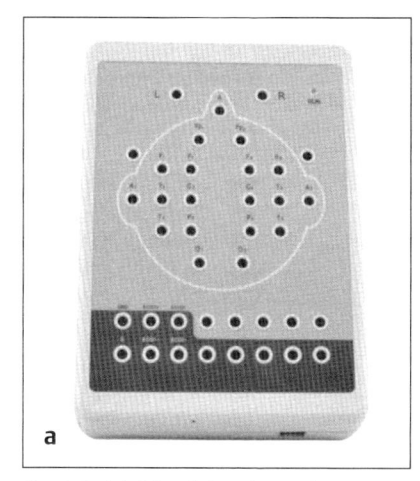

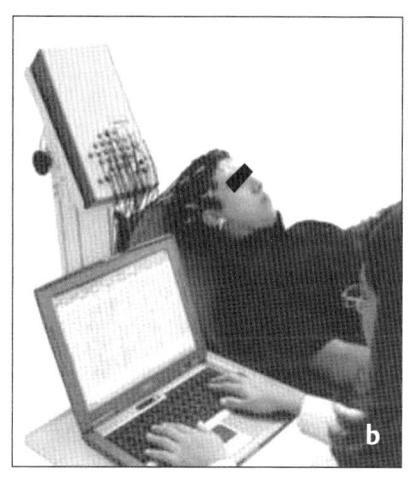

Fig. 9-2. (**a**) Caixa de junção, onde se conectam os fios dos eletrodos. (**b**) Eletrodos conectados na caixa de junção.

utilizado é de 7 ou 10 μV/mm. Isso significa que são necessários 7 ou 10 μV para que a onda tenha uma deflexão de 1 mm no traçado que será disponibilizado na tela do computador e o registro normalmente é feito a uma velocidade de 30 mm/s. No entanto, essa velocidade poderá ser alterada, de acordo com cada norma técnica.

Os amplificadores utilizados no EEG são os chamados amplificadores diferenciais. Esta composição permite que os potenciais diferentes (presentes nas duas entradas, G1 e G1) sejam multiplicados, cancelando aqueles potenciais que são comuns a ambas as entradas (rejeição de modo comum). A atividade biológica (sinal fora de fase) geralmente é diferente nas duas entradas e, portanto, será amplificada. Já a atividade externa (ruído, sinal em fase) que, frequentemente afeta ambas as entradas de forma idêntica, será cancelada ou rejeitada.

Para um máximo de sensibilidade, o amplificador do EEG deve aumentar a atividade de baixa voltagem em aproximadamente 1 milhão de vezes, mas sem distorcer as características das ondas cerebrais. Logo, para adquirir e amplificar um potencial tão pequeno, é de suma importância otimizar e facilitar ao máximo essa condução.

Uma das maiores preocupações para a obtenção de um bom registro consiste em reduzir a impedância, que se trata da medida da capacidade de um circuito de resistir ao fluxo de uma determinada corrente elétrica, quando se aplica uma tensão elétrica em seus terminais.

De forma mais clara, esta relação pode ser explicada pela lei de Ohm, conforme a fórmula abaixo:

$$I = V/R$$

A corrente elétrica (I) é igual à voltagem (V) dividida pela resistência (R). Logicamente, entendemos que a corrente elétrica é inversamente proporcional a resistência. O valor aceitável de impedância é em torno de 5 a 10 KOhms. Para obtê-lo, a principal estratégia é facilitar a condução elétrica em todos os eletrodos, para o modo de rejeição comum funcionar de forma eficaz e não apresenta qualquer interferência elétrica no registro.

Sendo assim, os principais cuidados para reduzir a resistência seria retirar as barreiras de captação da corrente, ou seja: ótima higienização do couro cabeludo e, se necessário, uma leve escarificação da pele, que pode ser obtida com álcool ou produto específico; uso de eletrodos apropriados constituídos de materiais com alta condutância elétrica; aderência adequada dos eletrodos ao couro cabeludo, com correta aplicação da pasta condutora.

Níveis elevados de impedância resultam em artefatos de corrente produzidos pela rede elétrica do ambiente (60 ou 50 Hz, a depender da Unidade Federativa), uma vez que tanto a atividade elétrica cerebral quanto o artefato podem ser amplificados. Entretanto, a voltagem do artefato é superior e mais regular do que a da atividade biológica, podendo obscurecer o registro do EEG quando a impedância do eletrodo é muito elevada (Fig. 9-3).

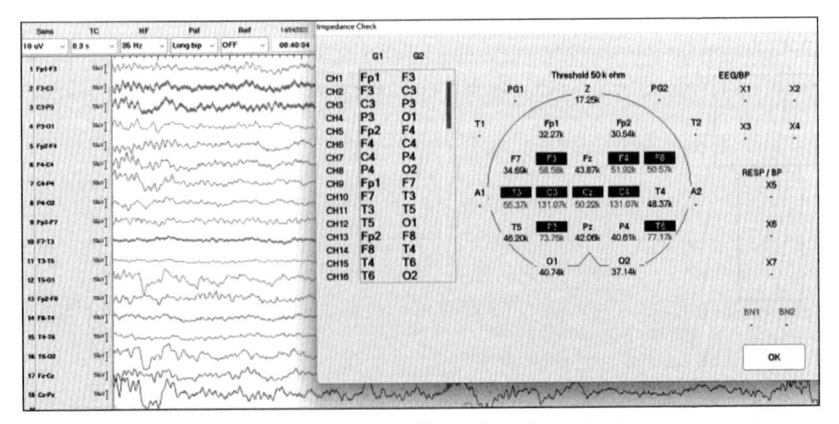

Fig. 9-3. Traçado com artefato de corrente elétrica (60 Hz) predominante nos canais F3-C3 e C3-P3, formados por pares de eletrodos de alta impedância.

Para remover as atividades e distorções do ambiente, utilizamos filtros, que são componentes do amplificador, que removem as faixas extremas que não são de interesse no estudo da atividade elétrica cerebral. No geral, a faixa de frequência registrada na rotina varia entre 0,1 a 100 Hz. Para obtenção deste intervalo ou de qualquer outro desejado, utilizamos três filtros no aparelho de EEG, que são:

1. *Filtro de baixa frequência (0,5-1 Hz):* tem como função diminuir a entrada de frequências baixas e permitir a passagem de ondas de alta frequência (por isso, são também conhecidos como filtro de *passa alta*). Em resumo, as ondas que se apresentam abaixo da frequência estabelecida são impedidas de serem amplificadas. No entanto, deve-se ressaltar que este efeito de "corte" não ocorre de maneira implacável e aproximadamente 80% da atividade inferior à frequência estabelecida são impedidas de serem amplificadas (Fig. 9-4). Ou seja, mesmo com a utilização dos filtros, não é possível captar somente as frequências biológicas de interesse.

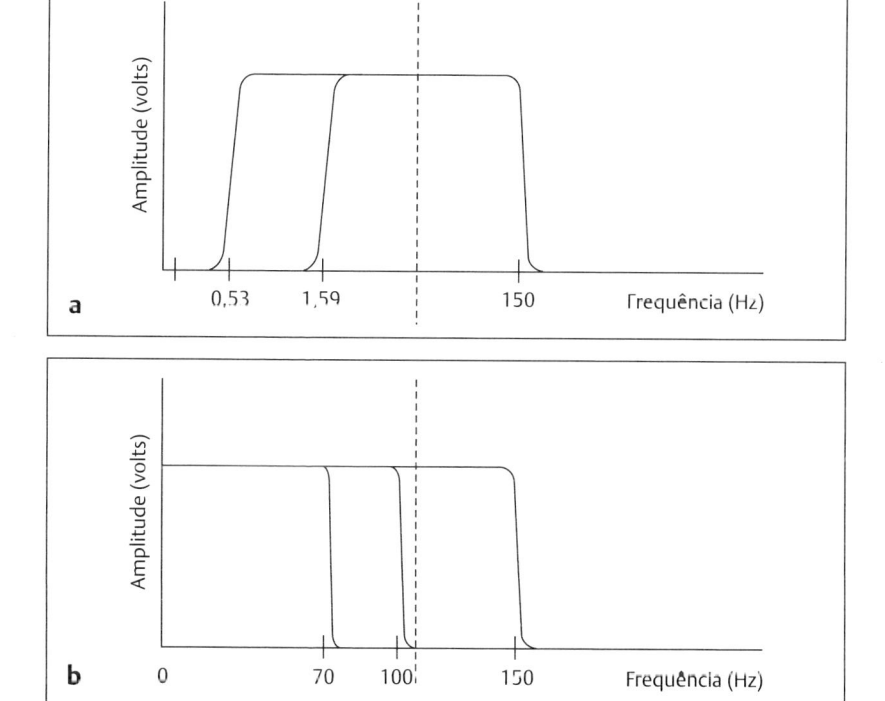

Fig. 9-4. (a) Filtro de baixa e banda de eliminação. (b) Filtro de alta e banda de eliminação.

Essa função é realizada por um capacitor, que constitui a entrada do circuito em série formada por um capacitor e um resistor, com a capacidade única de bloquear a transmissão de voltagens constantes ou inalteráveis. Este filtro permite manter cada derivação na posição adequada, sem desvios para cima ou para baixo, como, por exemplo, quando ocorrem artefatos de sudorese ou de movimentação lenta dos olhos. Frequentemente, este filtro é nomeado pela sua constante de tempo (filtro de baixa frequência com constante de tempo de 0,3 segundo) e não pela sua frequência de corte. A constante de tempo é o tempo necessário para que o capacitor se carregue em 63% da carga total gerada pela diferença de potencial aplicada ao circuito.

2. *Filtro de alta frequência (70 Hz):* tem como função diminuir a entrada de frequências rápidas e permitir a passagem de ondas de baixa frequência (também conhecidos como filtro de *passa baixa*). Logo, as ondas que se apresentam acima da frequência estabelecida, são impedidas de serem amplificadas (Fig. 9-4). O filtro de alta frequência emprega o mesmo tipo de circuito de um filtro de baixa frequência, ou seja, também usa um circuito em série resistor-capacitor, sendo a única diferença morfológica entre os dois a posição dos parâmetros do circuito com respeito à saída, visto que ambos desejam "filtrar" ondas com frequências distintas (maiores ou menores). No caso de um filtro de alta frequência, a entrada é de um resistor e a saída é de um capacitor. Seu uso é bastante útil em atenuar a atividade muscular, que é representada por alta frequência. Esse filtro era conhecido antigamente como "filtro muscular". Deve-se frisar que o reajuste de seus parâmetros realizado de forma inadequada (ou seja, tentar reduzir para faixas menores, como 10 Hz, por exemplo), pode eliminar componentes mais rápidos e que são de interesse no exame, tais como atividade beta, espículas e ondas agudas epileptogênicas. Deste modo, a eliminação de artefato muscular deve ser obtida, preferencialmente, por relaxamento do paciente, massagem nas regiões temporais, abertura leve da boca e fechamento dos olhos e não utilizando o artifício de mudar o tipo de filtro.

3. *Filtro de corrente 50 ou 60 Hz* (notch filter): é utilizado para reduzir o artefato de corrente produzido pela rede elétrica do ambiente. No Brasil, utilizamos, na maioria dos estados, voltagem de 110 volts, sendo este filtro de 60 Hz. Em locais onde se utiliza a voltagem de 220 volts, o filtro é de 50 Hz. Ao utilizar esse tipo de filtro, devemos considerar a possibilidade de eliminar bandas de frequências importantes e comprometer a interpretação do traçado (Fig. 9-5). Portanto, este filtro deve ser utilizado em situações especiais como no registro em unidades de tratamento intensivo e locais sem aterramento adequado. A prática de desligar o máximo de tomadas conectadas aos painéis eletrônicos das cabeceiras dos leitos, bombas e dispositivos (funcionantes por meio de baterias), auxilia na redução dessas frequências no traçado.

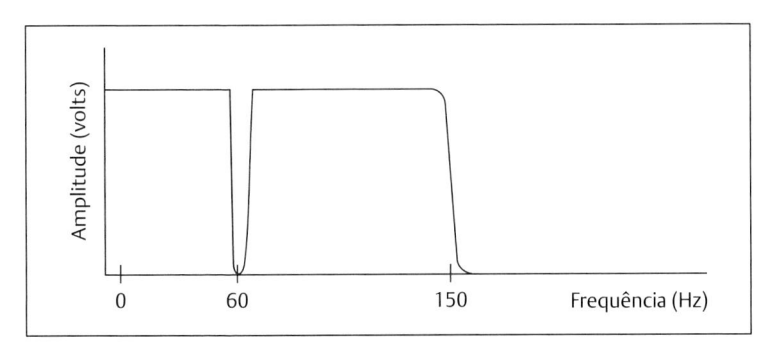

Fig. 9-5. Filtro de incisura corta a atividade da rede elétrica.

Para finalizar, é fundamental calibrar o equipamento de EEG, o que garante que o registro foi produzido com precisão e confiabilidade. Entende-se por "calibração" como sendo uma atividade específica e periódica, diferenciada do dia a dia dos trabalhos normais, realizada em condições especiais, pré-definidas, controladas e absolutamente reprodutíveis, aplicadas com base em procedimentos escritos e previamente validados utilizando padrões específicos, que não os de uso do dia a dia, rastreáveis a padrões da maior hierarquia nacional e de forma controlada.

A calibração do equipamento de EEG consiste em fornecer um sinal de voltagem conhecida e de características e frequências bem definidas (geralmente uma onda quadrada) para cada canal, observando a saída homogênea esperada na tela com um mesmo padrão de onda resultante. É recomendado que sejam feitos pelo menos 10 segundos de calibração de uma onda quadrada ou a duração necessária para a obtenção de um traçado regular e uniforme.

Pontos-Chave

- As noções básicas de instrumentação são importantes, especialmente na diferenciação da atividade elétrica cerebral e artefatos.
- Os eletrodos captam a atividade elétrica cerebral, que é apresentada às entradas do amplificador, presentes na caixa de junção.
- Para um bom registro, faz-se necessário entender o conceito de impedância e os principais cuidados para redução de barreiras do ambiente.
- Os filtros são dispositivos que removem as faixas de frequência que não são de interesse para análise do traçado.
- A calibração é um procedimento que deve sempre ser realizado, antes de se iniciar o registro do traçado de EEG.

BIBLIOGRAFIA

Libenson MH. Eletroencefalografia: abordagem prática. Rio de Janeiro: DiLivros, 2010.

Montenegro MA, Cendes F, Guerreiro MM, Guerreiro CA. EEG na prática clínica. 3. ed. Rio de Janeiro: Thieme Revinter, 2018.

Schomer DL, Silva FHL. Niedermyer's electroencephalography; basic principles, clinical applications, and related fields. 7th ed. Philadelphia: Lippincott Williams & Wilkins, 2018.

Sinha SR, Sullivan L, Sabau D, San-Juan D, Dombrowski KE, Halford JJ, et al. American Clinical Neurophysiology Society Guideline 1: Minimum Technical Requirements for Performing Clinical Electroencephalography. J Clin Neurophysiol 2016;33(4):303-7.

PREPARO DO PACIENTE E SEDAÇÃO

Paulo Emidio Lobão Cunha
André Gustavo Fonseca Ferreira

ETAPA INICIAL DE PREPARAÇÃO DO PACIENTE

O primeiro passo para a realização de um bom eletroencefalograma (EEG) é a preparação do paciente. A inadequação de algum passo, por exemplo, quando o paciente não realiza a correta higienização do couro cabeludo, pode ser motivo suficiente para inviabilizar o exame. Assim como em outros métodos diagnósticos, o paciente deve receber, preferencialmente por escrito, todas as recomendações necessárias para um preparo adequado. As principais orientações são:

1. *Informações claras sobre o EEG:* trata-se de um exame que registra a atividade elétrica cerebral. É indolor, com duração média de 30 minutos e não impede que o paciente volte a realizar suas atividades habituais, posteriormente ao exame. Todas as etapas devem ser cuidadosamente esclarecidas e explicadas ao paciente e/ou ao seu acompanhante.
2. *Jejum desnecessário:* o paciente deve estar bem alimentado e não deve suspender as medicações de uso habitual.
3. *Limpeza do couro cabeludo:* o cabelo deve ser limpo e seco no dia do exame. Neste caso, indica-se lavar o couro cabeludo com sabão de coco ou xampu neutro no dia anterior ao exame. O paciente não deve utilizar cremes ou condicionador. Deve vir com os cabelos soltos e secos, não realizar penteados, dreadlocks ou adereços e, muito menos, tingir os cabelos em data próxima ao exame.
4. *Vestimentas e demais itens:* o paciente deve usar roupas e calçados confortáveis no dia do exame. Deve-se sugerir que o paciente traga uma toalha (caso não seja fornecido pela Instituição) para uso pessoal após o exame, a fim de remover vestígios de pasta condutora.

Quadro 10-1. Recomendações de Privação de Sono por Faixa Etária

Faixa etária	Recomendações
Menores de 1 ano	Recomenda-se realizar no horário pós-prandial, sem privação de sono
1 a 5 anos	Despertar 2 horas antes do horário habitual e sugerir realização do exame no período pós-prandial
6 a 15 anos	Despertar na metade do período que habitualmente se dorme. Exemplo: se o paciente dorme das 22 às 06 horas, ele deverá despertar as 2 horas
15 anos em diante	Realizar privação de sono e, preferencialmente, realizar o registro no período da manhã

5. *Privação de sono:* é uma das principais recomendações. O paciente deve, se possível, fazer privação de sono na noite anterior, visto que a sonolência e o sono funcionam como métodos de ativação natural. Quando possível, a privação do sono deve ser orientada para todos os pacientes. No entanto, existem diferenças quanto ao tempo de privação de acordo com a faixa etária, conforme o Quadro 10-1.

O Quadro 10-2, apresenta um modelo de orientações que pode ser fornecido ao paciente.

Devemos sempre preferir o sono espontâneo à sedação, pois sabemos que o uso de medicamentos pode interferir na atividade elétrica cerebral e, consequentemente, na qualidade do exame. Além disso, trata-se de um procedimento que não é isento de riscos, além dos efeitos adversos possíveis com o uso de medicamentos.

Mesmo com a privação de sono, alguns pacientes apresentam dificuldade para dormir ou até mesmo para colaborar com a realização deste exame, em especial os lactentes, crianças e pessoas com deficiência intelectual. Nestas situações, podemos tentar medidas alternativas como aguardar o sono espontâneo ou até mesmo, em crianças menores de 1 ano, realizar o exame no colo da mãe e/ou ao seio materno.

Entretanto, alguns pacientes podem necessitar de medicação indutora do sono e, portanto, todo técnico deve ter conhecimento mínimo sobre farmacologia. Vale ressaltar que o medicamento deve ser prescrito apenas por médicos e somente administrado com a anuência destes. Ao mesmo tempo, o objetivo do uso do sedativo é apenas para induzir o sono, com preferência na menor dose posológica possível, para fácil eliminação e redução de efeitos adversos.

Quadro 10-2. Orientações ao Paciente

O eletroencefalograma é um exame seguro, indolor, solicitado para avaliação da atividade elétrica cerebral. O procedimento consiste na colocação padronizada de vários eletrodos metálicos, aderidos à cabeça com uma pasta condutora, o que possibilita o registro desta atividade. Todo o procedimento (desde o preparo do paciente até o registro da atividade) dura entre 40 e 60 minutos, em média. Idealmente, devem ser feitos métodos de ativação como: hiperventilação, fotoestimulação e registro sob vigília e sono espontâneo. Para que se obtenha um exame de boa qualidade, é importante que o paciente siga as seguintes recomendações:

1. Fazer privação de sono na noite anterior ao exame. Se maior que 15 anos, tentar manter-se acordado a noite inteira. Se idade entre 6 e 15 anos, dormir metade da noite (dormir mais tarde e acordar de madrugada). Em caso de crianças entre 1 a 5 anos, tentar despertar duas horas antes do horário previsto do exame e, se menor de 1 ano, trazer a criança sonolenta para que o exame seja realizado sob sono espontâneo e não haja necessidade do uso de medicação sedativa
2. Lavar a cabeça no dia anterior, de preferência com sabão de coco ou xampu neutro. Não usar cremes ou condicionador. Não utilizador secador elétrico nos cabelos. Vir com a cabeça totalmente seca no dia do exame, com cabelos soltos, sem qualquer adereço ou penteados
3. Não interromper a medicação já em uso
4. O paciente deve se alimentar, preferencialmente com uma refeição leve no dia do exame. Não se deve fazer jejum
5. Trazer uma toalha e/ou xampu para a limpeza do couro cabeludo após o exame
6. Se não for possível o sono espontâneo, pode ser necessária a sedação, que geralmente é feita por via oral e NÃO está isenta de riscos. A orientação de jejum deve ser reservada para pacientes que não responderam à sedação por via oral e necessitem de medicação por via parenteral (endovenosa ou intramuscular). Neste caso, a última refeição deve ser feita, no máximo, até meia-noite do dia anterior
7. Em caso de febre ou quadro infeccioso, sugerimos remarcar o exame

Anteriormente, a medicação mais utilizada era o hidrato de cloral, por interferir menos no traçado eletrográfico e ser de fácil metabolização. No entanto, em 2015, foi suspensa importação e comercialização do medicamento pela Agência Nacional de Vigilância Sanitária (Anvisa). Até o momento não existe medicamento registrado, cujo princípio ativo seja o hidrato de cloral e, de acordo com a resolução 204/2006 da Anvisa, é permanentemente proibido a importação e comercialização de insumos farmacêuticos destinados à fabricação de medicamentos que não tiveram a sua eficácia terapêutica avaliada.

Atualmente, a medicação mais recomendada como alternativa ao hidrato de cloral é a **melatonina**. Trata-se de um indutor do sono que apresenta boa tolerabilidade e poucos efeitos adversos. A posologia recomendada é de 3 mg para crianças com idade igual ou inferior a 5 anos e de 6 mg para crianças com mais de 5 anos, administrados, por via oral, 30 minutos antes do exame.

No geral, a solução de melatonina é produzida em farmácias de manipulação na concentração de 3 mg/mL, sendo então prescrito 1 mL (= 3 mg) ou 2 mL (= 6 mg) ao paciente, a depender da posologia desejada. Também é possível adquirir a solução-padrão de melatonina disponível nas farmácias, que atualmente é comercializada na forma de suplementos. No entanto, esta possui menor concentração do que a manipulada, o que gera um maior volume do medicamento a ser administrado.

Outra alternativa é o uso da **hidroxizina**, que é um anti-histamínico de rápida absorção. No geral, é comercializado na apresentação de 2 mg/mL e a dose recomendada é de 1 mg (= 0,5 mL) para cada 1 kg de peso do paciente, por via oral, 30 minutos antes do exame. Diferentemente da melatonina, a hidroxizina pode ser repetida, caso o efeito desejado não seja alcançado.

Após o término do procedimento e com a criança desperta, os pais devem ser orientados a dar bastante líquido, pois acelera a excreção do fármaco. Também é muito importante orientar aos pais e, se for possível o entendimento, aos pacientes sobre os efeitos adversos dos medicamentos. Com relação à melatonina, os mais comuns são dor de cabeça, sono fragmentado, tontura, náuseas e sonolência. Já a hidroxizina, podemos esperar hipotensão, aumento do apetite, sonolência, retenção urinária e, de forma mais rara, alterações cardiovasculares (prolongamento do intervalo Q-T e arritmias ventriculares). Os pais devem comunicar à equipe médica sobre a ocorrência de qualquer um desses efeitos.

Neste momento, podemos fazer o seguinte questionamento: se o paciente não dormir com as medicações acima ou não colaborar com a ingestão do fármaco, o que podemos fazer?

Uma alternativa é o uso de medicações por via intravenosa ou intramuscular, principalmente em pacientes portadores de deficiência intelectual ou distúrbios psiquiátricos. Umas das opções mais utilizadas é o cloridrato de dexmedetomidina por via endovenosa por produzir poucos efeitos na atividade elétrica cerebral e, secundariamente, os benzodiazepínicos, em especial o midazolam, por via endovenosa ou intramuscular. No entanto, essas medicações não devem ser utilizadas de forma rotineira, devendo ser evitada até o último instante, pois induzem sono que se aprofunda com rapidez, causando mais sedação, além da possibilidade de eliminar a atividade epileptiforme do traçado. Além disso, elas podem causar reações adversas graves, como sedação prolongada, confusão mental, alucinação, reações paradoxais como: agitação, agressividade e, de forma dose-dependente, podem acarretar depressão respiratória e até mesmo parada cardiorrespiratória. Desta forma, o uso desses fármacos é restrito a serviços hospitalares, além do seguimento de um médico especialista durante todo o procedimento.

Outra opção é a prometazina (ampola de 25 mg/mL), que pode ser administrada por via endovenosa ou intramuscular na dose de 0,5 mg/kg. Dentre os efeitos colaterais, podem ser observados: sedação intensa, agitação, alucinações, manifestações extrapiramidais, convulsões, hipotensão, arritmia e reações alérgicas. Outra possibilidade é a clorpromazina, que é uma fenotiazina de potente ação sedativa, na dose de 0,3 mg/kg. Seu uso permanece limitado em virtude da hipotensão arterial quando se utilizam doses maiores.

Na possibilidade de reações adversas, ao se utilizar medicação parental, é recomendável que seja instalado um suporte de atendimento para eventuais urgências. Os materiais e equipamentos fundamentais são cateter de oxigênio, sonda para aspiração, ambu de ventilação, ressuscitador manual e máscara, estetoscópio, esfigmomanômetro, material para punção venosa, material para intubação orotraqueal, além de medicamentos básicos, como antieméticos, analgésicos, antialérgicos, glicose, soro fisiológico, adrenalina, principais antídotos (em especial o flumazenil, antídoto dos benzodiazepínicos) e medicações anestésicas.

Pontos-Chave

- O técnico deve dominar os procedimentos necessários para se obter um bom preparo antes do exame.
- Na maioria dos pacientes, em que a privação é feita de forma adequada, o sono é alcançado naturalmente e sem necessidade do uso de medicamentos indutores.
- Em casos selecionados, podem ser utilizados fármacos por via oral ou, menos comumente, por via parenteral.
- A prescrição é feita pelo médico, mas o técnico deve conhecer todos os riscos e efeitos adversos decorrentes dos principais fármacos utilizados na sedação.

BIBLIOGRAFIA

Aksu R, Kumandas S, Akin A, Bicer C, Gümüs H, Güler G, et al. The Comparison of the effects of dexmedetomidine and midazolan sedation of electroencephalography in pediatric patients with febrile convulsion. Pediatric Anesthesia 2011;21:373-8.
Luz CP. Sedação Para Exames em Crianças. Braz J Anesthesiol 1985;35(6):457-62. article/5f503f548e6f1a03048b4698. Acesso em: 25 de junho de 2022.
Yuen CL, Cherk WW, Fung TH, Ho CS, Chan KK, Yu YW. Melatonin versus chloral hydrate as the sedating agent in performing electroencephalogram in paediatric patients. Internat J Epilepsy 2017;4(1):51-4.
Zetehaku AC, Girotto PN, Gomes ACD, Figueiredo NSV, Yacubian EMT. Yacubian. Diretrizes gerais para a realização do eletroencefalograma. In: Ríos-Pohl L, Yacubian EMT. O ABC de um registro eletroncefalográfico: da teoria à prática clínica. Bela Vista: Alaúde, 2016. p. 43-76.

MONTAGEM DOS ELETRODOS DE EEG

CAPÍTULO 11

André Gustavo Fonseca Ferreira

Com relação ao posicionamento dos eletrodos de EEG, a SBNC recomenda a utilização do Sistema Internacional 10-20, que é um método de colocação de eletrodos padronizado internacionalmente, e adota os seguintes princípios:

1. O posicionamento de eletrodos leva em consideração marcos anatômicos claramente definidos para que as medidas fiquem o mais proporcionais possível ao formato do crânio.
2. A distribuição dos eletrodos visa garantir a cobertura de toda as partes da cabeça.
3. A identificação dos eletrodos de acordo com posição padrão, independente se todos, ou apenas alguns, são usados em registros específicos.
4. A identificação dos eletrodos de acordo com as áreas cerebrais correspondentes.

Então, no SI 10-20, cada eletrodo possui uma denominação padrão composta por uma letra e por um número, sendo a letra referente à região cerebral coberta por este eletrodo e o número indicando a sua lateralização.

Temos Fp para frontopolar, F para frontal, C para central, P para parietal, T para temporal e O para occipital (Fig. 11-1).

Os números pares correspondem ao hemisfério cerebral direito, e os ímpares, ao hemisfério cerebral esquerdo. A letra Z é abreviação de zero e identifica a linha média do crânio longitudinalmente (Fig. 11-2).

A localização dos eletrodos baseia-se inicialmente em pontos fixos, a seguir (Fig. 11-3):

- *Násio:* ponto de interseção entre a fronte e o nariz relacionado com uma área visivelmente deprimida do nariz.
- *Ínio:* protuberância externa do osso occipital.
- *Pontos pré-auriculares:* ficam em frente às orelhas, logo acima da cartilagem que cobre abertura do canal auditivo externo.

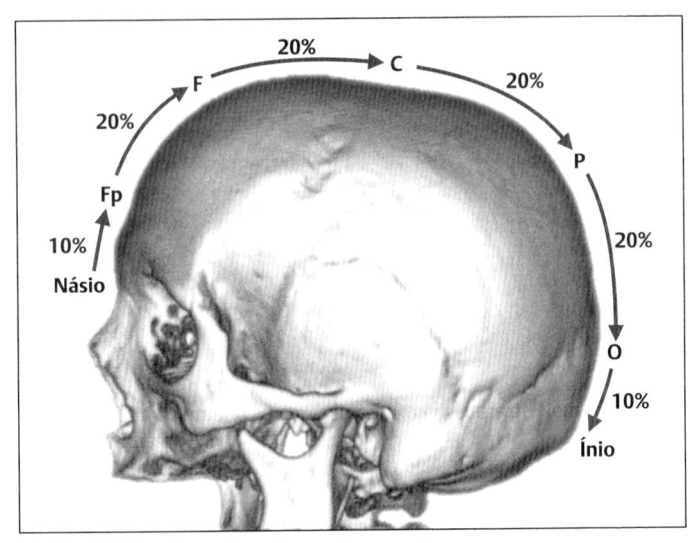

Fig. 11-1. Posicionamento de eletrodos conforme as letras.

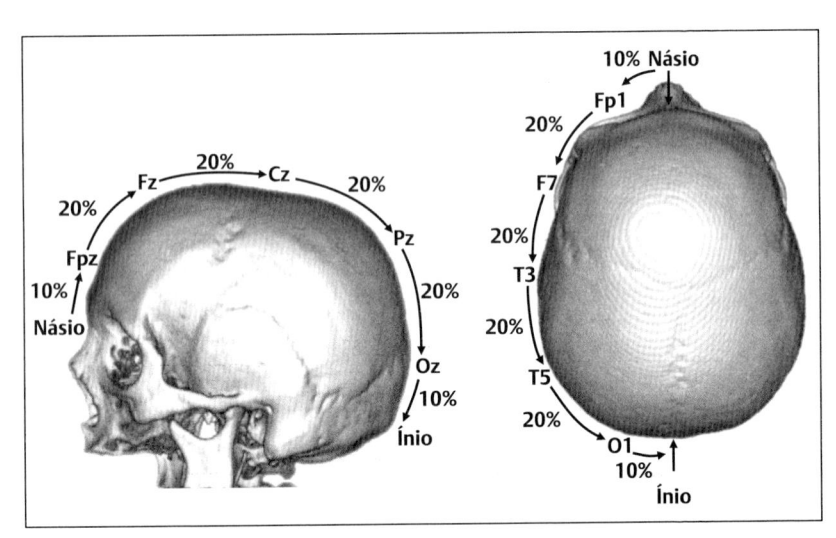

Fig. 11-2. Vistas longitudinal e lateral dos eletrodos.

O termo 10-20 é utilizado porque os eletrodos são colocados a 10 e 20% da distância total entre pontos referenciais do crânio (Fig. 11-4).

MONTAGEM DOS ELETRODOS DE EEG 93

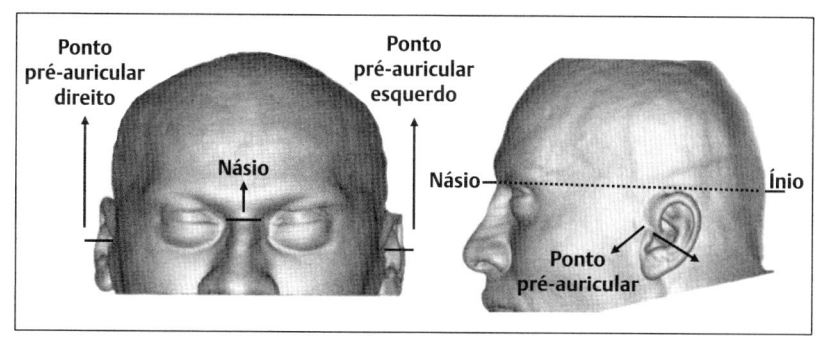

Fig. 11-3. Determinação de pontos cranianos.

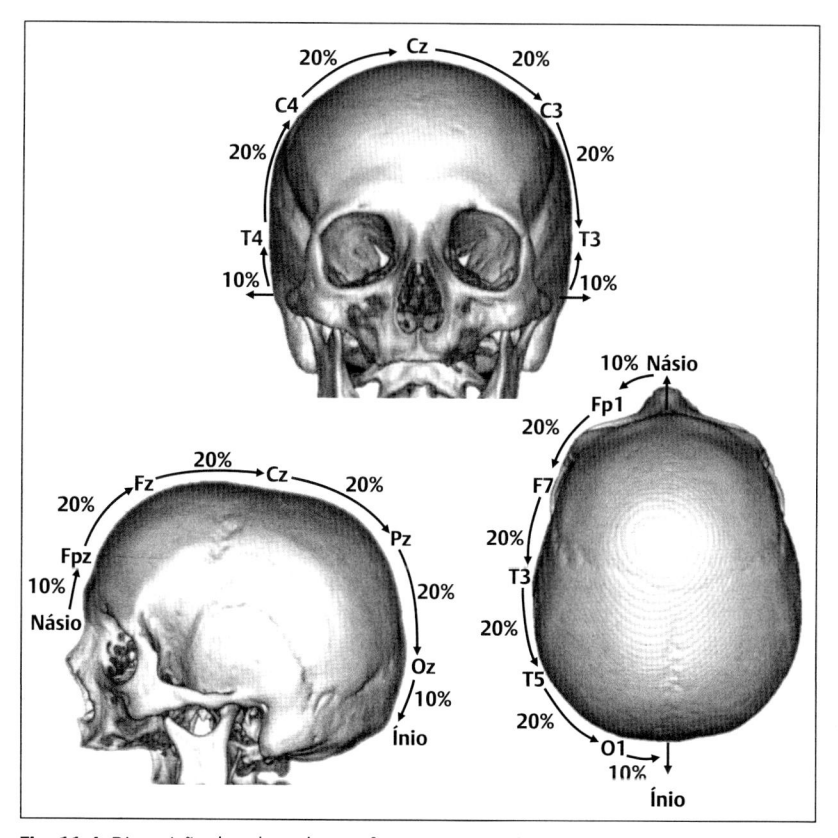

Fig. 11-4. Disposição dos eletrodos conforme percentual.

É fundamental que o técnico em EEG domine este sistema de montagem, pois a colocação errada dos eletrodos pode resultar em assimetrias hemisféricas, localização imprecisa ou errônea de atividades anormais e, consequentemente, prejuízo na interpretação do traçado.

A montagem do SI 10-20 deve ser realizada de forma sistemática. Recomenda-se que o técnico em EEG possua fita métrica estreita e graduada em centímetros, um lápis dermatográfico ou caneta hidrocor e possua conhecimentos mínimos de matemática. Veja agora a montagem passo a passo.

1. Defina os pontos de referência a seguir: násio, ínio, pré-auricular (Fig. 11-3).
2. Estabeleça a distância entre o násio e o ínio e entre os dois pontos pré-auriculares (Fig. 11-5).
3. Defina a linha sagital (anteroposterior).

Da medida obtida entre o násio e o ínio, proceda da seguinte forma (Fig. 11-6):

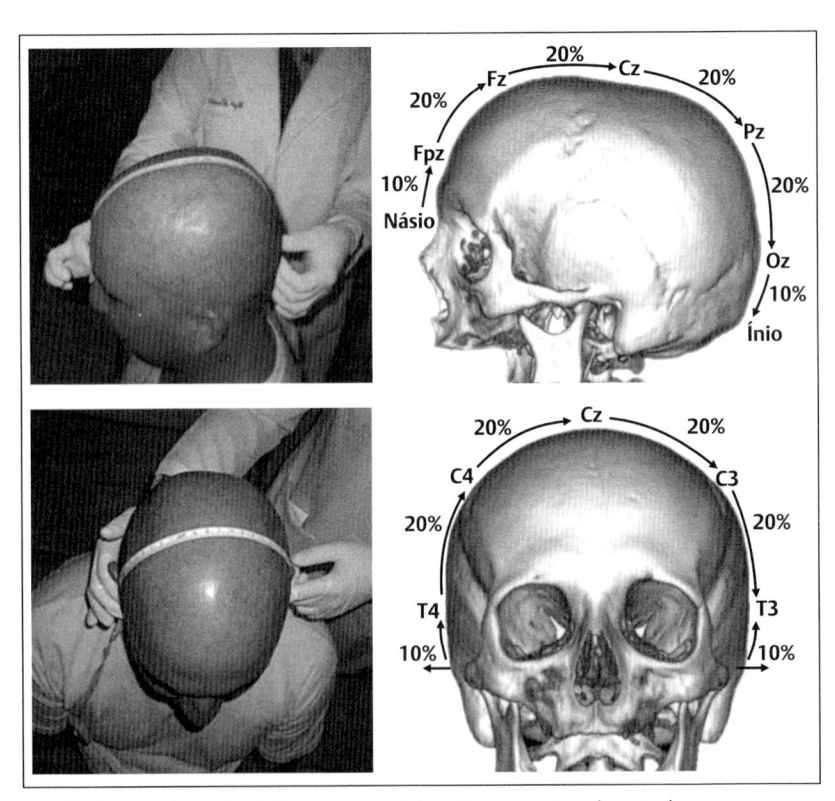

Fig. 11-5. Estabelecendo distâncias no sentido anteroposterior e biauricular.

A) A partir do násio, meça 10% do valor total e marque Fpz.
B) Partindo de Fpz, meça 20% do valor total e encontre Fz.
C) De Fz, calcule 20% do valor total e marque Cz.
D) Partindo de Cz, meça 20% e encontre Pz.
E) Saindo de Pz, meça 20% do valor total e encontre Oz.
F) Partindo de Oz, novos 10% e encontra-se o ínio.
G) Perceba que o total entre o násio e o ínio de 100% é completado (10-20-20-20-20-10) (Fpz, Fz, Cz, Pz) – Linha Sagital.
H) De forma prática, suponhamos que a distância obtida tenha sido de 30 cm. As medidas ficarão assim: 10% de 30 cm = 3,0 cm (basta dividir o valor total por 10); 20% de 30 cm = 6,0 cm (divida o valor total por 10 e multiplique por 2) = 3; 6; 6; 6; 6 e 3 (total de 30 cm).

4. Defina a linha coronal (longitudinal).
Da medida obtida entre os dois pontos pré-auriculares (localiza-se logo acima do trago de cada pavilhão auricular), proceda da seguinte maneira (Fig. 11-6):

A) A partir do ponto pré-auricular esquerdo, retire 10% e obtenha T3.
B) Partindo de T3, 20% do valor total, marque C3.
C) Partindo de C3, 20% do valor total, encontre Cz (ponto definido pela interseção/cruzamento das linhas sagital e coronal).
D) Estas medidas deverão ser feitas no lado contralateral, seguindo a mesma padronização.
E) Do ponto pré-auricular direito, meça 10% e obtenha T4.
F) De T4, meça 20% do total e marque C4.
G) Partindo de C4, meça novamente 20% e encontre Cz.
H) O total obtido entre os pontos pré-auriculares obedece ao Sistema Internacional 10-20; assim: 10-20-20-20-20-10 (da esquerda para a direita = T3, C3, Cz, C4, T4) – Linha Coronal.

5. Defina a linha temporal (circunferencial).

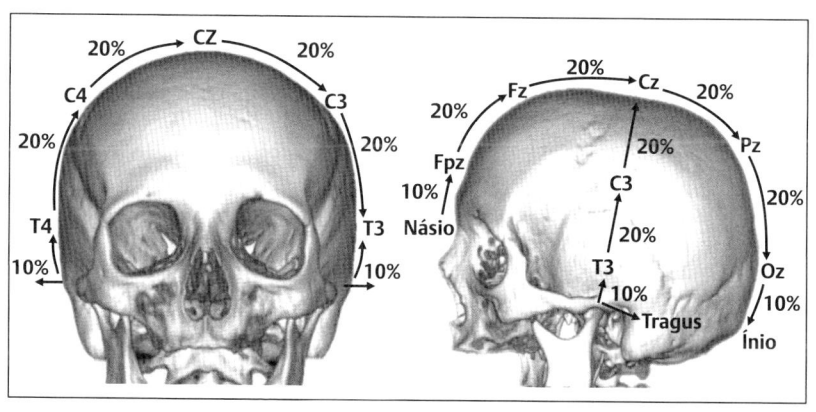

Fig. 11-6. Definindo as linhas sagital e coronal.

O passo seguinte consiste em fazer a aferição entre os pontos Fpz (que já foi definido (10% acima do násio) e Oz. Esta circunferência irá estabelecer os pontos localizados na linha temporal (Fig. 11-7).

A) Partindo de Fpz, marque, à sua esquerda, 10% do valor total, obtido entre a distância de Fpz e Oz, e encontre o ponto Fp1.
B) A partir de Fp1, marque 20% do valor total e obtenha F7.
C) A partir de F7, marque 20% do valor total e obtenha T5 (confirmado pela marcação anterior).
D) Partindo de T3, marque 20% e encontre T5.
E) A partir de T5, marque 20% e encontre O1.
F) Partindo de O1, marque 10% e confirme Oz.
G) Perceba que o total, 100%, é estabelecido (10-20-20-20-20-10), ou seja, Fp1, F7, T3, T5, O1 (**linha dos temporais**). Isso também será feito do lado direito, estabelecendo Fp2, F8, T4, T6, O2.

6. Defina a linha parassagital.

A) Una os pontos Fp1 a Oz, passando por C3; a distância obtida será a referência desta linha (Fig. 11-8).
B) A partir de Fp1, meça 25% e marque F3, que estará distante de C3 também 25%.
C) A partir de C3, marque 25% da distância e você determinará P3, que também está distante de O1 em 25% da distância obtida.
D) A determinação da linha parassagital direita será da mesma forma, assim você marcará C4 e P4.

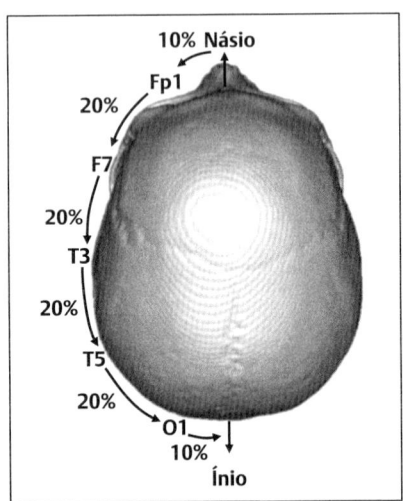

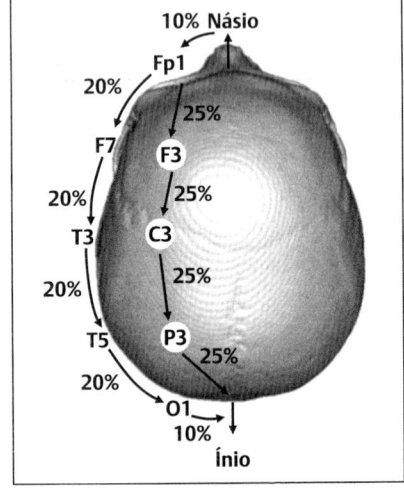

Fig. 11-7. Definindo a linha temporal.   **Fig. 11-8.** Definindo a linha parassagital.

MONTAGEM DOS ELETRODOS DE EEG

7. Posicione os eletrodos auriculares.
   Os eletrodos auriculares são chamados de A1 (à esquerda) e A2 (à direita) e são amplamente utilizados como referência. Eles podem ser dispostos no lóbulo da orelha e/ou no processo mastóideo (Fig. 11-9).

Após estes sete passos, finaliza-se a montagem do SI 10-20 com a colocação de 21 eletrodos conforme exposto nas Figuras 11-10 e 11-11. Esta disposição com 21 eletrodos é muito utilizada na realização de exames em ambulatórios, clínicas e monitorização contínua em unidades de terapia intensiva.

Para o técnico que atuará em serviços de monitorização contínua prolongada e para a investigação pré-cirúrgica de pacientes com epilepsia é também importante conhecer uma variação do SI 10-20, que tem como base os mesmos pontos de referência, com adição de eletrodos intermediários cujo nome é sistema 10-10 (a distância entre os eletrodos é de apenas 10% entre eles).

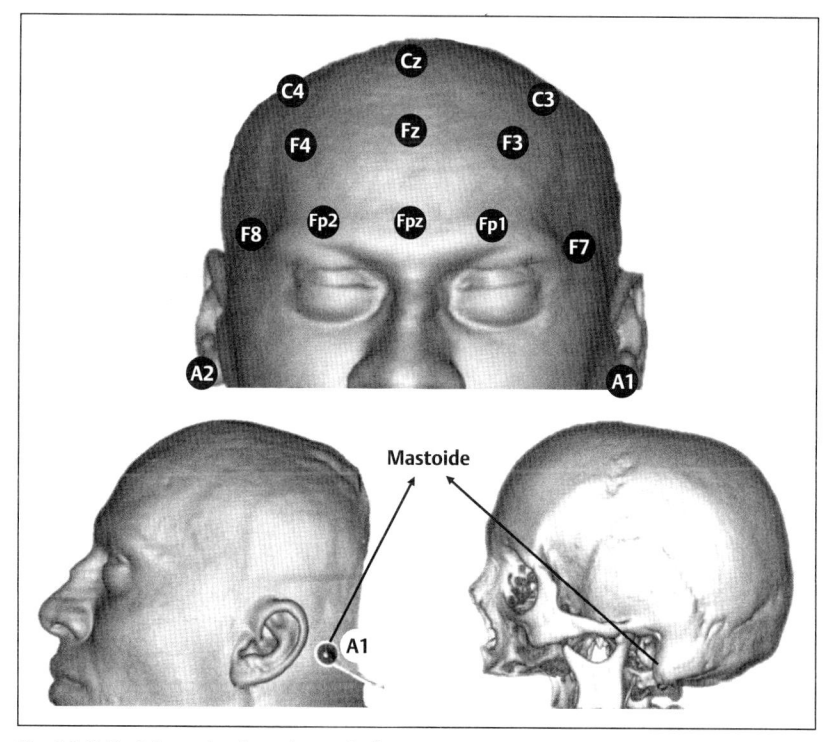

Fig. 11-9. Posicionando eletrodos auriculares.

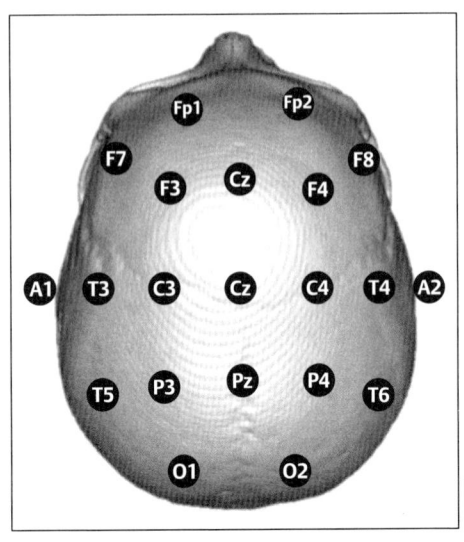

Fig. 11-10. Montagem dos 21 eletrodos do sistema 10-20.

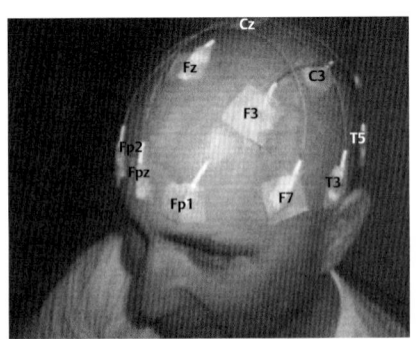

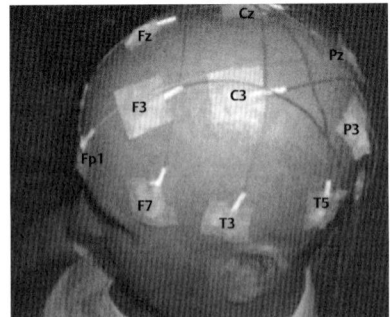

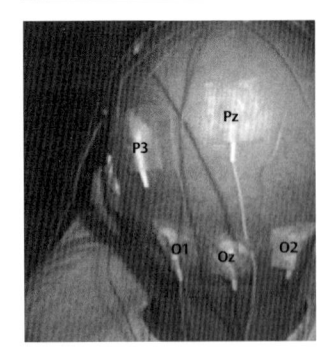

Fig. 11-11. Demonstração do posicionamento final do SI 10-20.

Esse sistema é composto por 75 eletrodos (os 21 do sistema 10-20 além de 54 eletrodos intermediários). As letras correspondem à localização no plano coronal e os números correspondem à distribuição no plano longitudinal. A nomenclatura de quatro eletrodos do SI 10-20 foi modificada, a fim de se adaptar ao sistema intermediário (T3-T7, T4-T8, T5-P7, T6-P8). Observe a representação destes eletrodos sobre o escalpo comparativamente ao SI 10-20 (Fig. 11-12).

Nos pacientes com suspeita de epilepsia do lobo temporal, a disposição dos eletrodos no SI 10-20 não cobre de forma adequada a porção inferior deste lobo. Após estudos clínicos, observou-se que o SI 10-20 é menos eficiente no diagnóstico desta condição, o que motivou a colocação de eletrodos adicionais. Atualmente, a Federação Internacional de Neurofisiologia Clínica recomendou adicionar à montagem 10-20 os seguintes eletrodos: T9/T10, F9/F10 e P9/P10 (Fig. 11-13).

Veja agora o passo a passo para colocação destes eletrodos.

A) O ponto pré-auricular já descrito anteriormente é justamente o eletrodo T9.
B) Meça a distância entre o násion e o ínion passando por T9.
C) O eletrodo F9 fica a 20% da distância à frente de T9 e o ponto P9 fica a 20% da distância atrás de T9.
D) Os mesmos passos se aplicam para o lado direito.

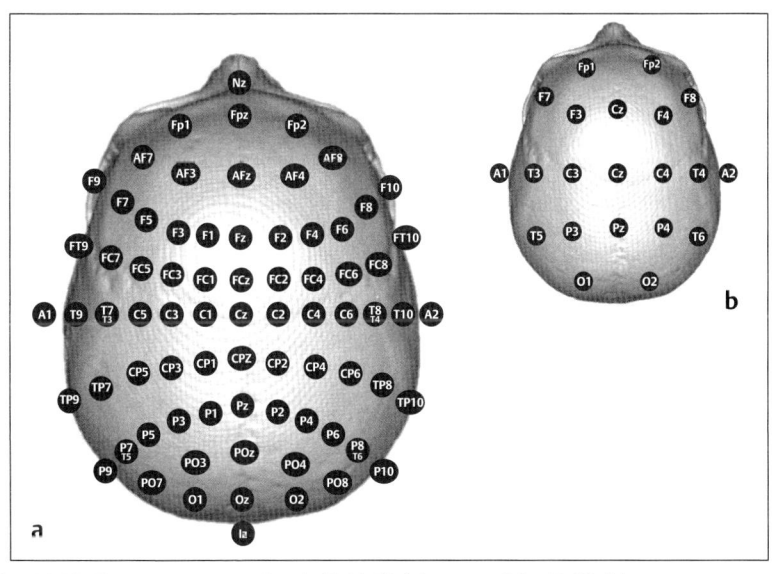

Fig. 11-12. Esquema comparativo do SI 10-10 (**a**) com padrão 10-20 (**b**).

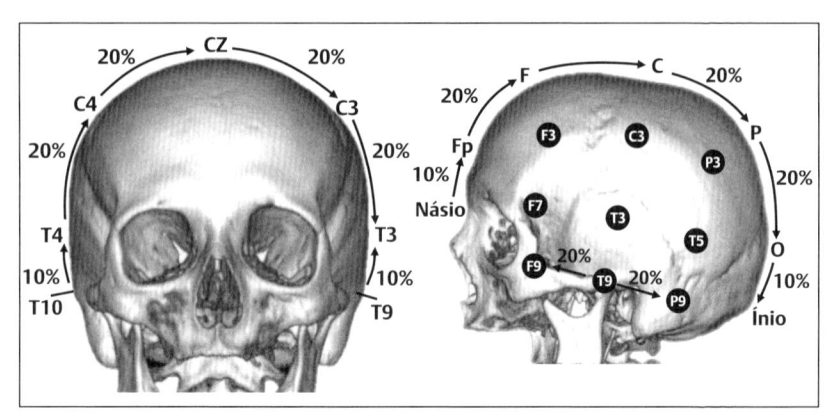

Fig. 11-13. Eletrodos adicionais para epilepsia do lobo temporal.

Pontos-Chave

1. O Sistema Internacional 10-20 é um método de colocação de eletrodos, padronizado internacionalmente, a partir de pontos anatômicos predefinidos.
2. O SI 10-20 visa a garantir a cobertura, de forma proporcional, de toda a cabeça, independentemente do seu formato e tamanho.
3. É fundamental seguir, rigorosamente, as medidas para colocação dos eletrodos, a fim de garantir um traçado com qualidade, segurança e confiabilidade.
4. Eletrodos adicionais (sistema internacional 10-10) podem ser necessários, a depender do tipo de avaliação e da suspeita clínica.
5. Para pacientes em investigação de epilepsia de lobo temporal, sugere-se a adição dos eletrodos temporais inferiores F9/F10, T9/T10, P9/P10.

BIBLIOGRAFIA

Acharya AH, Cheek J, Thirumala P, Tsuchida TN. American Clinical Neurophysiology Society Guideline 2: Guidelines for standard electrode position nomenclature. J Clin Neurophysiol 2016 Aug;33(4):308-11.

Beniczky S, Schomer DL. Electroencephalography: basic biophysical and technological aspects important for clinical applications. Epileptic Disord 2020;22(6):697-715.

Justesen AB, Johansen ABE, Martinussen NI, Wasserman D, Terney D, Meritam P, et al. Added clinical value of the inferior temporal EEG electrode chain. Clin Neurophysiol 2018;129:291-5.

Klem GH, LuÈders HO, Jasper HH, Elger C. The ten-twenty electrode system of the International Federation. Recommendations for the Practice of Clinical Neurophysiology: Guidelines of the International Federation of Clinical Physiology 1999 (EEG Suppl. 52);3-6.

Lesser R, Picon TW. American Electroencephalographic Society. Guideline thirteen:guidelines for standard electrode position nomenclature. J Clin Neurophysiol 1991;8(2):200-2.

Marinho TF. Recomendação da Sociedade Brasileira de Neurofisiologia Clínica para localização de Eletrodo e Montagens, SBNC, 1-7. Jayant N, 2017.

Nuwer MR, Comb G, Emerson R, Fuglsang-Frederiksen A, Guérit JM, Hinrichs H, et al. IFCN standards for digital recording of clinical EEG. Electroencephalography and Clin Neurophysiol 1998;106:259-61.

Ríos-Pohl L, Yacubian EMT. O ABC de um registro eletroencefalográfico - Da teoria à prática clínica. São Paulo: Leitura Médica; 2016.

Seeck M, Koessler L, Bast T, Leijten F, Michel C, Baumgartner C, et al. The standardized EEG electrode array of the IFCN. Clin Neurophysiol 2017;128:2070-7.

CAPÍTULO 12

ROTINA DE EEG

André Gustavo Fonseca Ferreira
Liliane Ângela de Oliveira

INTRODUÇÃO

Existem alguns parâmetros mínimos que devem ser seguidos para a realização de um eletroencefalograma. O técnico em EEG deve respeitar a padronização do laboratório em que trabalha, obedecendo criteriosamente aos requisitos, o que possibilitará a análise segura do traçado e a comparação de dados entre os diversos centros.

Sempre que possível e necessário, devem ser utilizadas estratégias para aprimorar a qualidade do exame, como colocação de maior número de eletrodos, registro prolongado e métodos de ativação adicionais, dentre outros.

Entretanto, apesar da uniformidade dos parâmetros utilizados, o técnico não deve realizar o EEG de forma automatizada. O profissional técnico deve estar atento durante todo o tempo de realização do exame, solicitando auxílio médico quando necessário. É importante atentar-se ao momento certo para interromper um método de ativação, assim como à necessidade de prolongar o traçado por mais tempo e/ou observar a ocorrência de manifestações clínicas de crises durante o exame.

Alguns conceitos importantes para o técnico de EEG:

- *Eletrodos:* são pequenos discos metálicos, que são fixados ao couro cabeludo por meio de uma pasta condutora. Todos os 21 eletrodos devem ser do mesmo material, especialmente pares de eletrodos de uma mesma derivação. Os eletrodos podem ser feitos de estanho, prata ou ouro. No EEG de rotina, uma derivação-terra do eletrencefalógrafo geralmente é fixada ao paciente.
- *Derivação:* consiste na combinação de um par de eletrodos ligados a um único canal do amplificador. A diferença de potencial captada por dois eletrodos posicionados sobre o couro cabeludo pode ser registrada em qualquer canal do eletrencefalógrafo. Idealmente, recomenda-se a utilização de no mínimo 16 canais.
- *Montagem:* é a combinação de derivações. O objetivo de uma montagem consiste na comparação de áreas homólogas. Aparelhos com 16 ou 18 canais devem

utilizar pelo menos um tipo de montagem bipolar transversal, bipolar longitudinal e referencial. As montagens referenciais comparam cada eletrodo específico com um mesmo eletrodo de referência, e, nas montagens bipolares, registra-se a diferença de potencial entre dois eletrodos diferentes (Figs. 12-1 a 12-3).

- *Impedância dos eletrodos:* é a medida da "dificuldade" que a corrente elétrica enfrenta para passar pelos tecidos da cabeça e chegar até o eletrodo fixado no couro cabeludo. Logo, quanto menor a impedância, menor a dificuldade para a corrente passar e melhor será a captação da atividade elétrica cerebral na superfície do escalpo. Ela deve ser checada antes do registro e durante o exame quando houver artefato proveniente do eletrodo. Deve, idealmente, ficar abaixo de 5 KΩ.
- *Colocação dos eletrodos*: deve ser realizada de acordo com o Sistema Internacional 10-20 (ver capítulo específico).
- *Calibração:* para um pulso de 50 mV existe uma deflexão do sistema de registo de 5 mm, levando a um ganho de 10 mV/mm. Devem ser considerados, dentre outros: a mesma polaridade, o mesmo tamanho da deflexão (desvio do traçado) e do seu ângulo, a curva de retorno à linha de base e a equidistância entre os traços. Para realizar a biocalibração, deve-se usar uma montagem na qual todos os canais estejam com a mesma derivação e com todas as variáveis iguais. O resultado deve ser um traçado exatamente igual em todos os canais.
- *Sensibilidade:* relação entre a voltagem e a deflexão do sistema de registro. Deve ser mantida entre 7 e 10 µV/mm no traçado de adultos, ou seja, cada 7 ou 10 µV gera deflexão com amplitude de 1 mm.

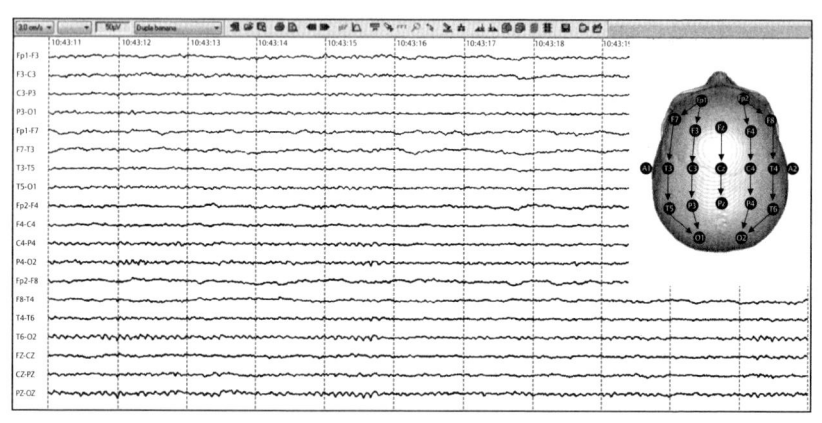

Fig. 12-1. Montagem bipolar longitudinal. Neste tipo de montagem, os eletrodos estão em sequência, isto é, o eletrodo de G1 do primeiro canal e o eletrodo de G2 do segundo canal.

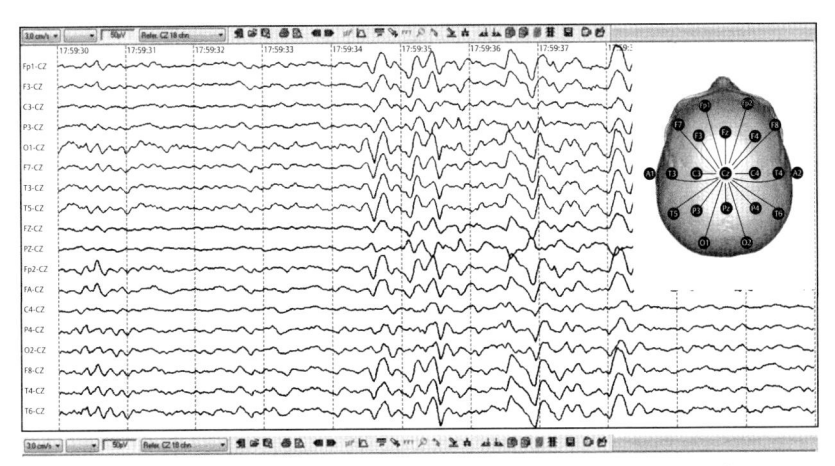

Fig. 12-2. Montagem referencial. Neste tipo de montagem, os eletrodos são todos comparados a um eletrodo comum, ou seja, a referência, que neste caso é Cz.

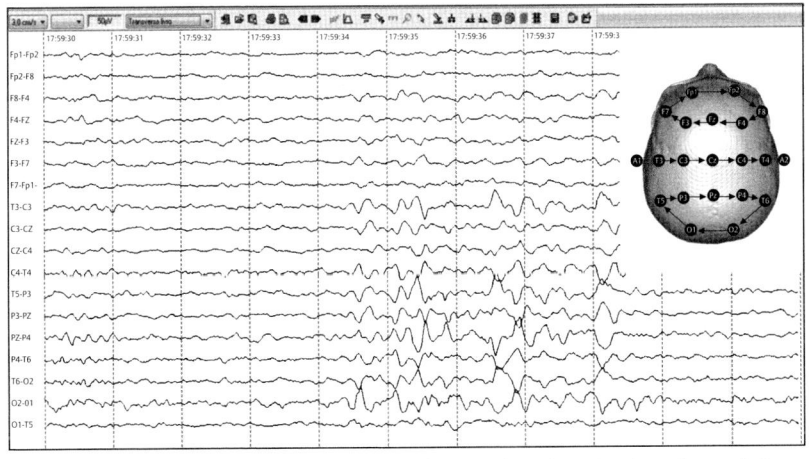

Fig. 12-3. Montagem bipolar coronal. Aqui também os dois eletrodos de cada canal são ativos e privilegiam áreas específicas, como as regiões temporais e frontais.

- *Filtros:* o uso inadequado dos filtros pode dificultar a interpretação da atividade elétrica normal ou mesmo mascarar a atividade anormal. O filtro de baixa frequência de 1 Hz, também chamado de passa alta, altera o registro de atividade lenta. O filtro de alta frequência de 70 Hz, também chamado de passa baixa, altera a morfologia das espículas. O filtro de baixa frequência deve ser ajustado entre 0,5 e 1 Hz. O filtro de alta frequência deve ser ajustado em 70 Hz. O filtro de incisura ou *notch in* deve ser utilizado somente quando todas as medidas possíveis para eliminar o artefato de 60 Hz (corrente elétrica) forem esgotadas.

- *Métodos de ativação:* a fotoestimulação intermitente e a hiperventilação devem ser realizadas sempre que for tecnicamente possível e quando o paciente não tiver contraindicações à realização destas.
- *Teste de bloqueio ocular:* deve ser sempre realizado no início do exame.
- *Aterramento:* deve ser ligada uma única derivação-terra do equipamento e sua integridade verificada rotineiramente (ver capítulo específico).
- *Velocidade de varredura:* 30 mm/s.
- *Duração do exame:* tempo mínimo de 20 minutos.

LABORATÓRIO DE EEG

A sala de EEG, quando localizada dentro de um hospital, deve estar em local acessível para receber tanto pacientes ambulatoriais quando pacientes internados e que precisem ser transportados em cadeiras de rodas ou macas.

A sala deve ser limpa e ter espaço suficiente para acomodação do aparelho, maca, lavatório, uma mesa de apoio e livre circulação do paciente e acompanhante (no caso de crianças) e do técnico de exame.

Deve-se ter iluminação adequada, além de isolamento acústico e temperatura controlada (ar-condicionado).

Os equipamentos de EEG e materiais utilizados na montagem/preparação do exame devem ser submetidos à manutenção regular.

A sala deve estar em local próximo a posto/consultório médico, que o técnico possa ter acesso em caso de necessidade.

Os exames devem ser agendados em intervalos de tempo suficientes para colocação dos eletrodos, gravação de pelo menos 20 minutos de traçado e remoção dos eletrodos (40 minutos).

Quando se trata de crianças, devemos procurar respeitar o ritmo fisiológico de cada uma delas. Para lactentes, o ideal seria programar o exame durante ou logo após a mamada.

Em lactentes e pré-escolares, procure agendar exames para o início da manhã (quando a criança fez privação de sono) ou início da tarde (horário de cochilo).

Para realização de exames em crianças leva-se, em geral, mais tempo na preparação/montagem. Nestes casos, as crianças devem ser agendadas com intervalo de tempo maior (uma hora, por exemplo).

Pode ser necessário que o paciente compareça com um acompanhante, que vai ajudá-lo a se manter calmo durante o exame. Além disso, essa pessoa poderá ajudar a fornecer informações sobre a história clínica do paciente (tipo de crise epiléptica, por exemplo).

O técnico de EEG deve ser cordial e manter tom respeitoso e amável tanto com o paciente quanto com seu acompanhante.

POSTURA DO TÉCNICO DE EEG

O técnico deve-se apresentar adequadamente vestido (sem uso de decotes, por exemplo) e sempre usar um jaleco sobre a roupa. Deve evitar usar adornos (anéis, pulseiras) e perfumes fortes.

Deve ter habilidade em lidar com pessoas de todas as idades (idosos, adultos e crianças), ser paciente e explicar ao paciente sobre os passos de realização do exame. Enfim, deve ter domínio teórico e prático sobre a realização do exame de eletroencefalograma.

Além disso, deve zelar pela organização e limpeza do material e do seu ambiente de trabalho.

O técnico de EEG tem fundamental importância para a qualidade do serviço de eletroencefalografia. Sua dedicação e conhecimento sobre o exame são essenciais para obtenção de um traçado adequado, o que ajudará o médico a definir o diagnóstico do paciente.

ELETROENCECEFALOGRAMA NORMAL

O EEG de rotina é a apresentação da atividade elétrica cerebral captada no escalpo. As ondas do EEG são classificadas de acordo com a frequência, amplitude, forma e sua localização no cérebro.

Frequência

Quanto às frequências, as ondas são assim classificadas (Fig. 12-4).

- *Alfa:* 8 a 12 Hz.

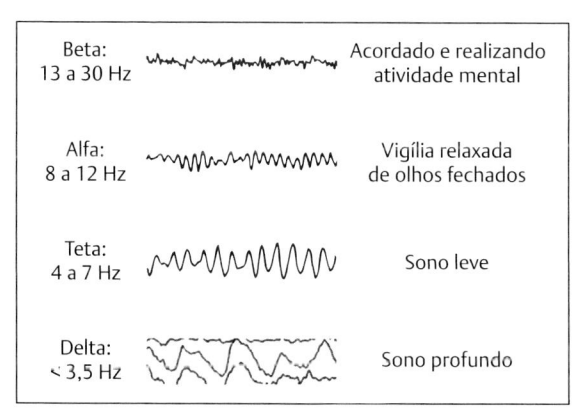

Beta: 13 a 30 Hz		Acordado e realizando atividade mental
Alfa: 8 a 12 Hz		Vigília relaxada de olhos fechados
Teta: 4 a 7 Hz		Sono leve
Delta: < 3,5 Hz		Sono profundo

Fig. 12-4. Ritmos cerebrais.

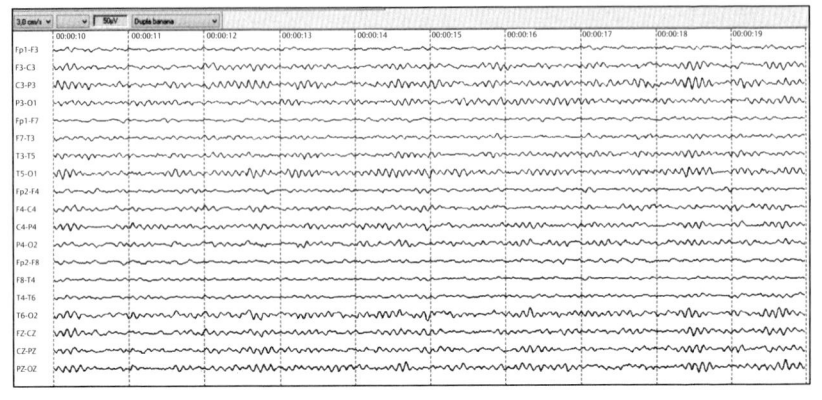

Fig. 12-5. Paciente acordado com os olhos fechados. Observe, nas regiões posteriores, o ritmo alfa.

- *Beta:* acima de 13 Hz.
- *Teta:* 4 a 7 Hz.
- *Delta:* menor que 3,5 Hz.

Ondas Alfa

Nas regiões posteriores do cérebro de indivíduos normais (eletrodos O1 e O2) após os 3 anos de idade, durante a vigília relaxada, observamos ondas na banda de frequência alfa que se apresentam ritmicamente, com aspecto fusiforme, simétricas, mas com amplitude discretamente maior na região posterior do hemisfério não dominante. Tal ritmo predomina com os olhos fechados e é atenuado com abertura ocular e com *stress* ou durante a realização de operações aritméticas (Fig. 12-5).

Esse ritmo pode aparecer em pacientes que estão em coma por hipóxia ou lesões pontinas; neste caso, as ondas alfas distribuem-se uniformemente em todos os canais de registro e, por isso, é chamado de coma alfa.

Ondas Beta

Estas ondas predominam nas regiões anteriores e usualmente tem baixa amplitude. Barbitúricos e benzodiazepínicos aumentam o contingente de ondas beta no traçado.

Ondas Teta

Estão presentes durante a sonolência normal. Quando presentes durante a vigília, especialmente de localização focal, podem estar associadas a um contexto patológico.

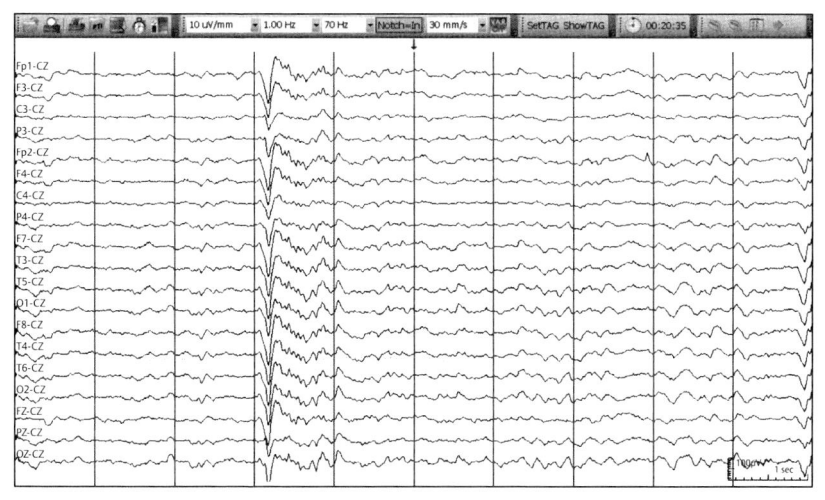

Fig. 12-6. Paciente em sono espontâneo fase N2, quando se observa presença de complexos K.

Ondas Delta

Tais ondas geralmente são de grande amplitude. Aparecem durante o sono normal, entretanto sua presença durante a vigília relaxada sempre estará relacionada com anormalidade em adultos.

Morfologia

Quanto à morfologia, as ondas são assim classificadas:

Complexos K

São ondas que aparecem durante o sono fase N2 e em resposta ao estímulo do despertar. O complexo K constitui-se de onda lenta delta agudizada seguida de um componente rápido. São proeminentes na região bifrontal ou central, usualmente simétricas (Fig. 12-6).

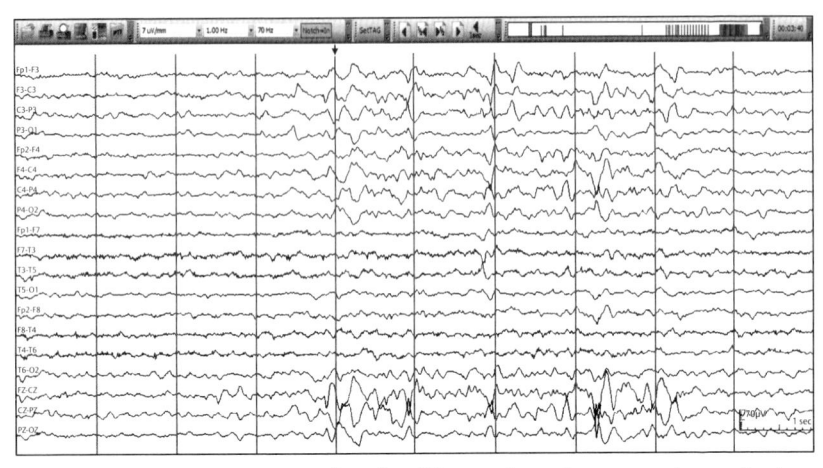

Fig. 12-7. Paciente em sono espontâneo fase N2, quando se observam ondas agudas do vértex em montagem bipolar longitudinal.

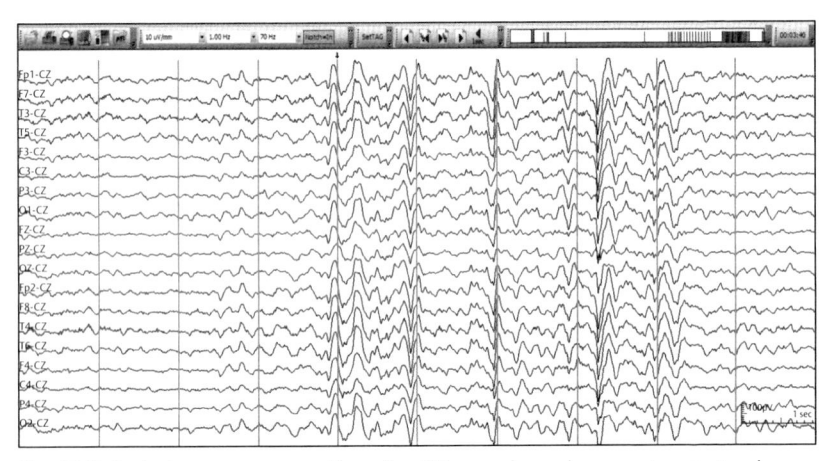

Fig. 12-8. Paciente em sono espontâneo fase N2, quando se observam transientes do vértex em montagem referencial com Cz.

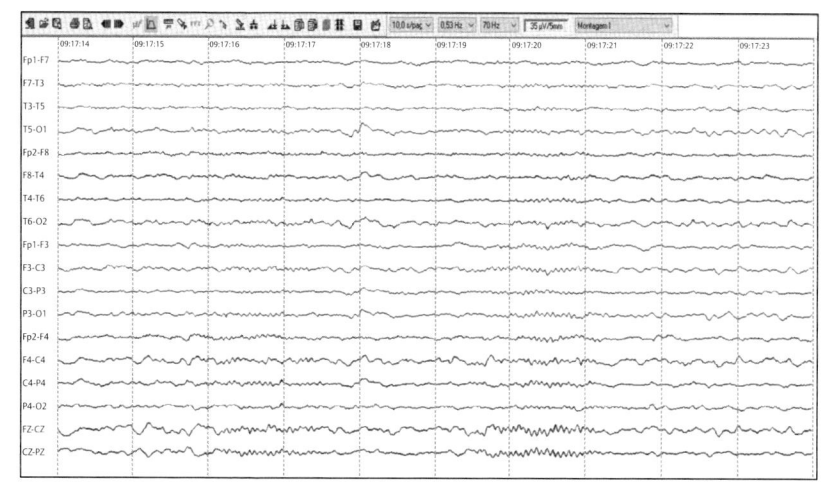

Fig. 12-9. Paciente em sono espontâneo fase N2, quando se observam fusos de sono em montagem bipolar longitudinal.

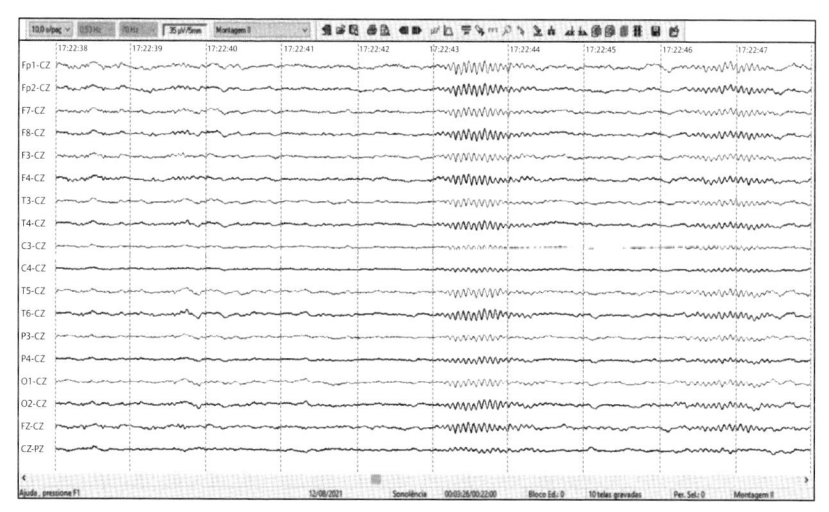

Fig. 12-10. Paciente em sono espontâneo fase N2, quando se observam fusos de sono em montagem referencial Cz.

> **Pontos-Chave**
> - Para estabelecimento de uma rotina, é importante sempre checar as condições físicas dos eletrodos e, após sua fixação, sempre testar a impedância que deve ser abaixo de 5 KΩ.
> - Os eletrodos devem ser montados de acordo com o sistema 10-20.
> - Parâmetros recomendados para registro do EEG. Sensibilidade: 7 a 10 V/mm. Filtros: FBF – Padrão: 0,5-1,0 Hz. FAF – Padrão: 70 Hz. Constante de tempo: 0,3 segundo. Varredura utilizada é de 30 mm/s.
> - A dedicação e o conhecimento sobre o exame são essenciais para obtenção de um traçado adequado, o que ajudará o médico a definir o diagnóstico do paciente.
> - O técnico de EEG deve estar familiarizado com as frequências e morfologias da atividade elétrica cerebral normal.

Transientes Agudos do Vértex
Ocorrem durante o sono, são ondas de aspecto agudizado, com reversão de fase no vértex (CZ), de maneira simétrica (Figs. 12-7 e 12-8).

Fusos do Sono
Ocorrem principalmente durante o estágio II do sono e são predominantes nas regiões parassagitais (Figs. 12-9 e 12-10).

BIBLIOGRAFIA
Ebersole JS, Husain AM, Nordli Jr DR, editors. Current practice of clinical electroencephalography. 4th ed. Philadelphia: Lippincott Williams & Wilkins; 2014.

Feyssa AM, Tatum WO. Adult EEG. In: Handbook of clinical neurology, v. 160. Amsterdam: Elsevier; 2019. p. 103-24.

Marinho TF. Recomendação da Sociedade Brasileira de Neurofisiologia Clínica para localização de eletrodos e montagens. Sociedade Brasileira de Neurofisiologia Clínica; 2017. p. 1-7. Disponível em: https://sbnc.org.br/wp-content/uploads/2015/05/1512584738_Norma_montagens_EEG_.pdf. Acesso em 25 de junho de 2022.

Rosenberg SD, Périn B, Michel V, Debs R, Navarro V, Convers P. EEG in adults in the laboratory or at the patient's bedside. Neurophysiologie Clinique/Clinical Neurophysiology 2015;45(19):19-37.

Schomer DL, Lopes da Silva FH. Niedermyer's electroencephalography: basic principles, clinical applications, and related fields. 7th ed. Philadelphia: Lippincott Williams & Wilkins; 2018.

Steriade M, Gloor P, Llinás RR, Lopes da Silva FH, Mesulam MM. Basic mechanisms of cerebral rhythmic activities. Electroencephalography and clinical Neurophysiology 1990;76:481-508.

Tatum WO. EEG Essentials. Continnum 2022;28(2):261-305.

MÉTODOS DE ATIVAÇÃO

Jeana Torres Corso Duarte
André Gustavo Fonseca Ferreira

Os métodos de ativação mais utilizados durante o eletroencefalograma de rotina são: hiperventilação, fotoestimulação intermitente, sono e privação de sono.

HIPERVENTILAÇÃO (HV)

A hiperventilação (HV) é um método de ativação clássico que provoca alentecimento (lentificação) difuso da atividade elétrica cerebral, tanto em indivíduos assintomáticos quanto naqueles com diagnóstico de epilepsia (Figs. 13-1 e 13-2). Nestes últimos, a resposta a esta ativação tende a ser mais acentuada e podem ocorrer descargas epileptiformes ou até mesmo crises epilépticas.
A resposta a este método de ativação é máxima entre os 8 e 12 anos e é significativamente reduzida após os 30 anos de idade.
Apesar de ser um método mais eficaz nas epilepsias generalizadas, já foi demonstrada a sua utilidade nas epilepsias focais.
A Association of Neurophysiological Scientists e a British Society for Clinical Neurophysiology (ANS/BSCN) elaboraram um protocolo para a realização da hiperventilação durante o eletroencefalograma.
Segundo este protocolo, a HV deve ser realizada desta forma:

1. Em ar ambiente, 20-30 incursões respiratórias por minuto, por 3-5 minutos. O registro do traçado de EEG deve persistir, por no mínimo, 3 minutos após o seu término. O paciente e/ou responsável legal deve assinar um termo de consentimento informado e pode interromper a HV, se assim o desejar.
2. O esforço do paciente deve ser avaliado qualitativamente (p. ex., ruim, moderado ou bom), tendo em mente que a estratégia pode ser modificada de acordo com a idade do paciente e a capacidade de realizar o procedimento. As crianças podem necessitar de ajuda e incentivo para realizar a HV, por exemplo, com o uso de brinquedos, como cata-ventos ou balões.

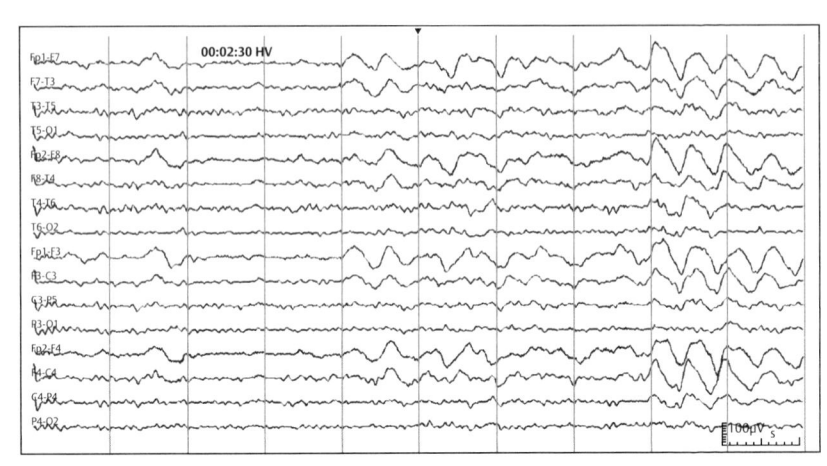

Fig. 13-1. Resposta normal em paciente assintomático. Observe a presença de ondas lentas na faixa delta e polimórficas, máximas nas regiões frontais, durante a HV.

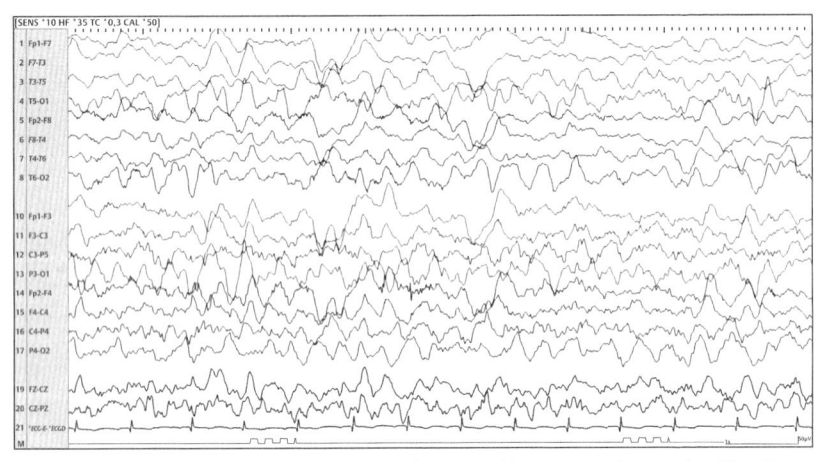

Fig. 13-2. Resposta normal à HV em criança de 8 anos (demonstrando uma lentificação mais consistente e difusa).

3. Quaisquer efeitos da HV no EEG e quaisquer eventos clínicos (como crises epilépticas ou não epilépticas e outros sintomas) devem ser documentados e descritos. Cuidados devem ser tomados para que os eventos sejam manejados clinicamente.
4. Uma derivação de eletrocardiograma (ECG) deve ser registrada simultaneamente. Pode ocorrer taquicardia leve (aumento da frequência cardíaca),

mas deve-se interromper a HV se o paciente relatar dor no peito ou arritmias no ECG.
5. Contraindicações absolutas à realização da HV:
   A) Acidente vascular cerebral (intracraniano ou hemorragia subaracnóidea) ou infarto do miocárdio nos últimos 12 meses.
   B) Doença cardíaca significativa (mal controlada ou com angina instável).
   C) Doença pulmonar (DPOC – que pode provocar falta de fôlego em repouso).
   D) Malformação vascular do SNC.
6. Contraindicações relativas à HV:
   A) Doença cerebrovascular estável.
   B) Doença cardíaca isquêmica (infarto agudo do miocárdio ou angina prévios).
   C) Asma.
   D) Gestação avançada.

Nestas situações, uma avaliação de risco *versus* benefício deve ser realizada com o envolvimento do médico assistente e/ou paciente com o respectivo consentimento.

FOTOESTIMULAÇÃO INTERMITENTE (FEI)

Em 2012, o protocolo para realização da fotoestimulação intermitente (FEI) foi atualizado por um grupo de especialistas europeus. As recomendações atuais para a realização da FEI são:

1. Anotar dados clínicos: uso de fármacos anticrises, antecedente de crises visualmente induzidas (p. ex., luz solar, computadores, televisão) no paciente ou em familiares e se realizou privação de sono na noite anterior ao exame.
2. Orientações para o preparo do exame: manter medicações em uso, evitar estímulo visual prolongado associado à privação de sono na noite anterior ao exame (p. ex., jogos eletrônicos), especialmente se o paciente for fotossensível.
3. Termo de consentimento informado: não só do paciente, mas dos familiares que estarão presentes na sala de exame e poderão ser expostos aos estímulos luminosos.
4. Realizar a FEI pelo menos 3 minutos após ou antes da HV;
5. Realizar a FEI pela primeira vez sempre com o paciente acordado após uma noite de sono normal. Se este registro não revelar fotossensibilidade e o paciente tiver histórico de crises epilépticas induzidas visualmente ou se a influência da privação do sono noturno for importante, a estimulação fótica intermitente pode ser realizada no início da manhã, após

uma privação de sono. Se possível, realizar a FEI próximo à hora do dia em que o paciente teve suas crises evocadas.
6. A sala deve estar na penumbra, porém o grau de iluminação do ambiente deve permitir que sejam identificados sinais clínicos sutis que podem ocorrer em resposta à FEI, como mioclonias em face e membros. O registro em vídeo do exame facilita o reconhecimento clínico destes sinais.
7. Antes de iniciar a FEI, deve-se registrar pelo menos dois minutos e meio com os olhos abertos e dois minutos e meio com os olhos fechados, para que se possa diferenciar entre descargas epileptiformes espontâneas e as provocadas pela FEI, bem como para detectar o fenômeno de *fixation-off* (um fenômeno induzido pela eliminação da fixação visual, que pode se manifestar clinicamente com crises epilépticas ou apenas representar uma anormalidade ao EEG).
8. O estimulador deve ser circular e gerar lampejos com intensidade mínima de 0,7 *joule* e estar a 30 cm de distância do násio do paciente. O refletor circular possibilita a estimulação uniforme de toda a retina e a distância de 30 cm diminui a ocorrência de resposta fotomiogênica (artefatos musculares em regiões anteriores), bem como possibilita a observação da face do paciente e de sinais clínicos sutis como movimentos palpebrais e desvios oculares.
9. Explicar ao paciente qual procedimento será realizado e os cuidados que serão tomados para evitar a ocorrência de crises.
10. Orientar o paciente a olhar para o centro do refletor e fechar os olhos quando solicitado.

A FEI deve ser feita da seguinte forma:

A) Estimulação deve ser feita em três condições diferentes: fechamento palpebral especialmente no início da sequência de *flashes*, com os olhos fechados e com os olhos abertos.
B) Interromper a FEI imediatamente se ocorrer resposta fotoparoxística generalizada em qualquer frequência de lampejos (Fig. 13-3), independentemente das descargas epileptiformes cessarem ao término do estímulo ou continuarem ocorrendo.
C) Lampejos de 5 segundos (fechamento ocular, olho aberto, olho fechado) intercalados por 5 segundos de repouso nas seguintes frequências, respectivamente: 1 Hz, 2 Hz, 8 Hz, 10 Hz, 15 Hz, 18 Hz, 20 Hz, 25 Hz, 40 Hz, 50 Hz, 60 Hz. Se ocorrer resposta fotoparoxística generalizada, interromper a sequência de estímulos. Retomar a FEI com 60 Hz e continuar a estimulação em ordem decrescente de frequências até que ocorra outra resposta fotoparoxística generalizada, momento em que a estimulação deve ser novamente interrompida.
D) Observar sinais clínicos durante a FEI e perguntar se os pacientes sentiram algum mal-estar durante a realização desta prova de ativação.

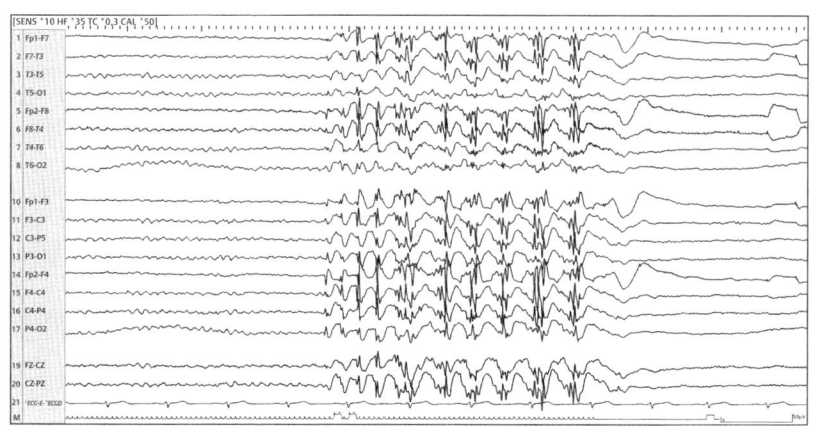

Fig. 13-3. Resposta fotoparoxística generalizada em homem com epilepsia mioclônica juvenil.

SONO E PRIVAÇÃO DE SONO

O sono é um método de ativação natural. Durante o sono NREM, não só a incidência de descargas epileptiformes aumenta como também o campo elétrico das mesmas. Caso o sono não ocorra de forma espontânea em um primeiro registro e o mesmo não mostre descargas epileptiformes interictais em um paciente com elevado grau de suspeição de epilepsia, pode ser feita privação parcial de sono para aumentar a sensibilidade do exame. Em adultos, orienta-se privação de cerca de 50% do período de sono noturno (aproximadamente 4 horas).

Eventualmente, pode ser necessária a administração de medicamentos indutores de sono para a obtenção de um registro em sono. Isso é particularmente relevante para a população pediátrica, em que a sedação pode auxiliar ainda no adequado posicionamento dos eletrodos em crianças agitadas. Para orientações sobre sedação, ver capítulo pertinente.

Pontos-Chave

- A hiperventilação (HV) deve ter duração de 3 a 5 minutos e devem ser feitas de 20 a 30 incursões respiratórias por minuto.
- Após o término da HV, o registro deve ser mantido por pelo menos mais três minutos e devem ser anotadas as queixas do paciente.
- A fotoestimulação (FEI) deve ser feita num ambiente mediante penumbra, com fotoestimulador posicionado a 30 cm da face do paciente.

- A FEI deve ser realizada logo após fechamento palpebral e com olhos abertos e fechados em lampejos de cinco segundos, com cinco segundos de intervalo nas frequências: 1 Hz, 2 Hz, 8 Hz, 10 Hz, 15 Hz, 18 Hz, 20 Hz, 25 Hz, 40 Hz, 50 Hz, 60 Hz.
- Caso ocorra resposta fotoparoxística generalizada, interromper a sequência de lampejos e reiniciá-la em ordem decrescente (60 Hz, 50 Hz...).
- Se houver nova resposta fotoparoxística generalizada, interromper o exame.

BIBLIOGRAFIA

Bagić AI, Knowlton RC, Rose DF, Ebersole JS. ACMEGS Clinical Practice Guideline (CPG) Committee. American Clinical Magnetoencephalography Society Clinical Practice Guideline 1: recording and analysis of spontaneous cerebral activity. J Clin Neurophysiol 2011;28(4):348-54.

Gibbs FA, Gibbs EL, Lennox WG. Electroencephalographic response to overventilation and its relation to age. J Pediat 1943;23(5):497-505.

Guaranha MSB, Garzon E, Buchpiguel CA, Tazima S, Yacubian EMT, Sakamoto AC. Hyperventilation revisited: physiological effects and efficacy on focal seizure activation in the era of video-EEG monitoring. Epilepsia 2005;46(1):69-75.

Kane N, Grocott L, Kandler R, Lawrence S, Pang C. Hyperventilation during electroencephalography: Safety and efficacy. Seizure 2014;23(2):129-34.

Kasteleijn-Nolsttrenité D, Rubboli G, Hirsch E, Silva AM, Seri S, Wilkins A, et al. Methodology of photic stimulation revisited: Updated European algorithm for visual stimulation in the EEG laboratory. Epilepsia 2012;53(1):16-24.

Krishnan V, Chang BS, Schomer DL. Normal EEG in wakefulness and sleep: adults and elderly. In: Schomer DL, Silva FHL. Niedermyer's electroencephalography; basic principles, clinical applications, and related fields. 7th ed. Philadelphia: Lippincott Williams & Wilkins; 2018. p. 202-28.

Lawrence SJ, Kandler RH, Kane N, Grocott L, Pang C. The safety and efficacy of hyperventilation during routine EEG: a national survey. J Associat Neurophysiol Scie 2013;6(1):59-63.

Mendez OE, Brenner RP. Increasing the yield of EEG. J Clin Neurophysiol 2006;23(4):282-93.

Sammaritano M, Gigli GL, Gotman J. Interictal spiking during wakefulness and sleep and the localization of foci in temporal lobe epilepsy. Neurology 1991;41(2):290.

ARTEFATOS

Denise Ferreira França
André Gustavo Fonseca Ferreira

INTRODUÇÃO

Os artefatos são sinais registrados no traçado do EEG que podem simular alterações anormais de origem cerebral e comprometer a avaliação do exame. Portanto, todos que trabalham com o registro e interpretação do EEG devem estar familiarizados.

Durante a aquisição do traçado, o técnico deve saber reconhecer os artefatos mais comuns e, sempre que possível, registrar a ocorrência de movimentos do paciente que gerem artefatos e atividade elétrica anormal ocasionada por interferência externa.

É essencial uma colaboração mútua entre o técnico e o médico que lauda o exame, para reconhecimento, eliminação ou minimização dos artefatos.

O conhecimento dos padrões de ondas cerebrais, que ocorrem conforme o nível de consciência e a faixa etária, auxilia na diferenciação entre os achados normais, bem como na identificação de elementos que se destacam, os quais podem corresponder à atividade epileptiforme ou aos artefatos.

Neste capítulo, serão discutidos os tipos de artefatos mais comuns e as possibilidades de intervenção do técnico para corrigi-los. A etapa de identificação e correção, embora exija tempo, confere qualidade ao exame e confiabilidade no diagnóstico.

Existem padrões típicos de artefatos e, a saber, as principais variedades observadas no exame são: artefatos fisiológicos e não fisiológicos.

ARTEFATOS FISIOLÓGICOS

Artefatos fisiológicos ou biológicos são aqueles originados no corpo do próprio paciente. Constituem os artefatos mais frequentemente observados nos traçados de EEG. São produzidos por movimentos oculares, cardíacos, vasculares, musculares e sudorese.

Movimentação Ocular

Os olhos comportam-se de maneira peculiar com os eletrodos localizados nas regiões anteriores da cabeça podendo prontamente captar os movimentos oculares: para cima, baixo, direita e esquerda. Os eletrodos que frequentemente captam essa atividade são: Fp1, Fp2, F3, F4, F7 e F8.

A retina apresenta-se mais negativa e a córnea mais positiva pelas suas respectivas composições, de maneira que a movimentação do olho e a aproximação ou afastamento dos eletrodos mais anteriores promove deflexões características (alterações no traçado) (Fig. 14-1).

Ao fechar os olhos, ocorre um desvio do globo ocular para cima e, na abertura, para baixo; dessa forma, no fechamento ocular, a córnea aproxima-se dos eletrodos FP1 e FP2 e F3 e F4, sendo observada, conforme a convenção, uma onda com deflexão para baixo (mais eletropositiva). Na abertura ocular, por sua vez, ocorre aproximação da retina dos eletrodos anteriores, o que gera uma deflexão para cima (mais eletronegativa) conforme demonstrado nas Figuras 14-2 e 14-3. De forma simplificada, a onda acompanha o movimento da pálpebra. Quando o olho está aberto, a deflexão da onda é para cima; com o olho fechado, a deflexão do olho é para baixo.

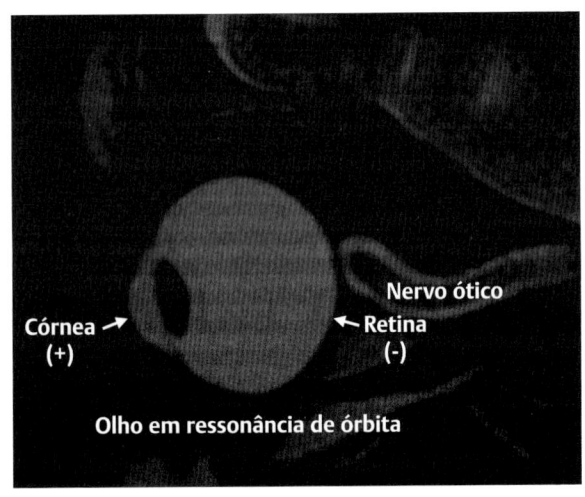

Fig. 14-1. Ressonância magnética do olho humano sinalizando o polo positivo (córnea) e o negativo (retina).

ARTEFATOS

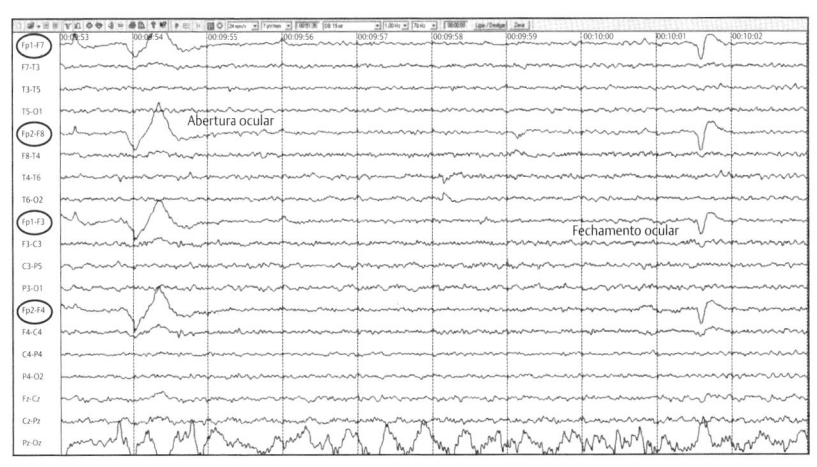

Fig. 14-2. Artefatos isolados de abertura e fechamento ocular.

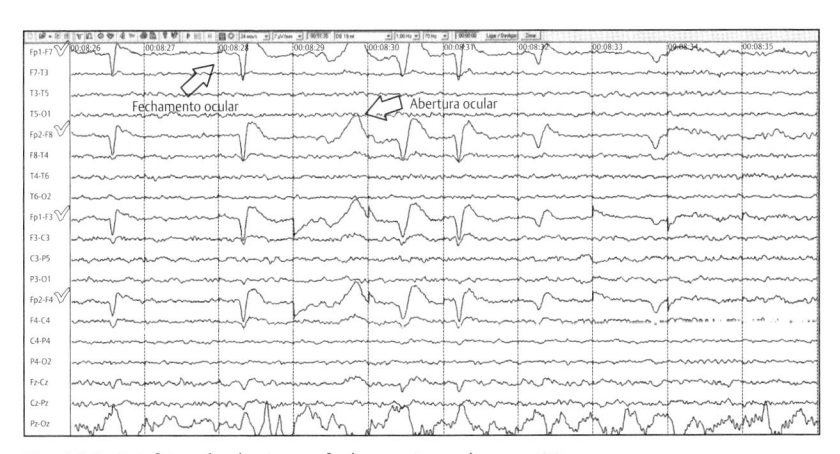

Fig. 14-3. Artefatos de abertura e fechamento ocular repetitivos.

Os artefatos de piscamentos repetitivos e rápidos podem ser observados como uma sequência de ondas lentas (Fig. 14-4).

Os artefatos de miradas laterais dos olhos comprometem principalmente os eletrodos F7 e F8, e é importante o técnico descrever a presença de movimentos oculares laterais como, por exemplo, o nistagmo (que é um movimento oscilatório e/ou rotatório do globo ocular) (Figs. 14-5 e 14-6).

Existem ainda os movimentos oculares associados ao sono, observados em registros mais prolongados, em monitorizações contínuas, que são os movimentos oculares rápidos do sono REM. Este artefato tem uma localização e forma similar à mirada lateral durante a vigília.

Recomenda-se, antes de iniciar o registro, orientar ao paciente que permaneça relaxado, com as pálpebras fechadas, evitando piscamentos. Se não for possível a colaboração, considerar o uso delicado de tampões ou gazes sobre os olhos para melhor oclusão.

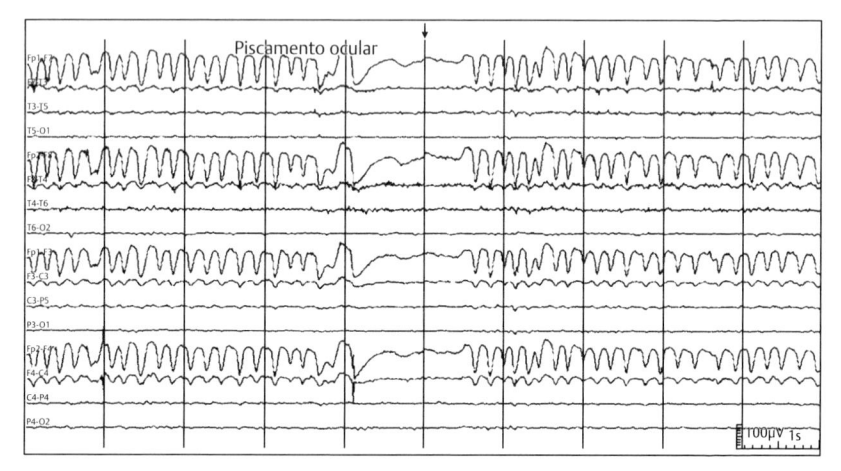

Fig. 14-4. Piscamentos rápidos.

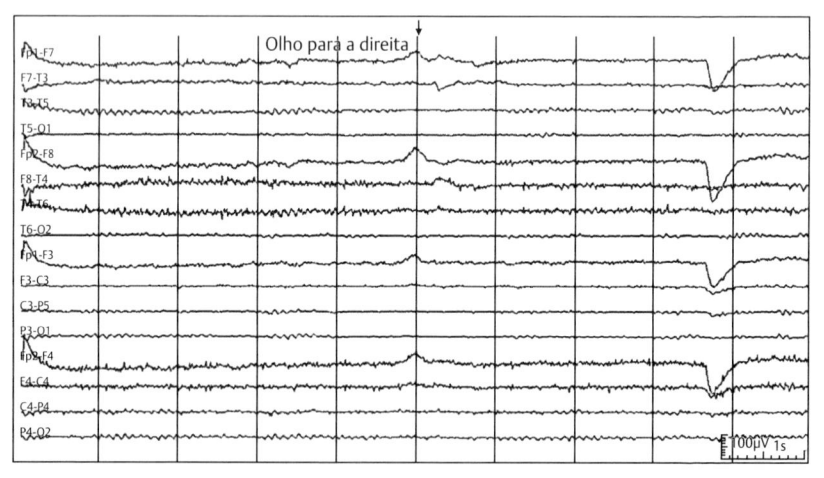

Fig. 14-5. Movimento ocular para o lado direito e deflexão para cima em F8.

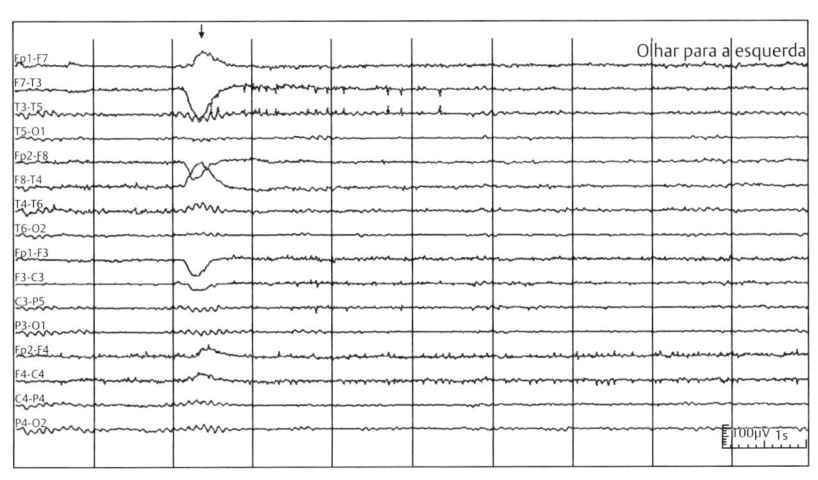

Fig. 14-6. Movimento ocular para o lado esquerdo e deflexão para cima em F7.

Cardíacos e Vasculares

Os artefatos cardíacos ou de eletrocardiograma são o registro do potencial gerado pelo coração. Estes artefatos ocorrem principalmente quando o paciente tem um pescoço curto e são utilizadas montagens amplas. Podem ser visualizados em vários eletrodos ou restritos a uma região, comumente afetando os eletrodos A1 e A2 (Fig. 14-7). Esses artefatos, muitas vezes, não podem ser eliminados apenas com reposicionamento da cabeça do paciente ou de eletrodos. Neste caso, a troca do eletrodo de referência pode ser a solução. Entretanto, o mais recomendado é realizar o registro concomitante ao eletrocardiograma em um canal especialmente destinado para este fim. A maioria dos equipamentos de EEG dispõe deste canal.

O artefato vascular está associado à pulsação de algum vaso sanguíneo próximo ao eletrodo e acontece geralmente no instante (milissegundos) após os batimentos evidenciados no eletrocardiograma que também apresentam o padrão de ocorrência em intervalos regulares. Nessas situações, recomenda-se a mudança de posição do eletrodo, por meio de um deslocamento sutil do sítio de pulsação.

Musculares

Os artefatos musculares ocorrem principalmente pela contração da musculatura da cabeça e do pescoço. Apresentam um formato distinto com pontas de frequência elevada, repetitivas, geralmente de curta duração, e, em geral, predominam nas regiões temporais e frontais (Fig. 14-7).

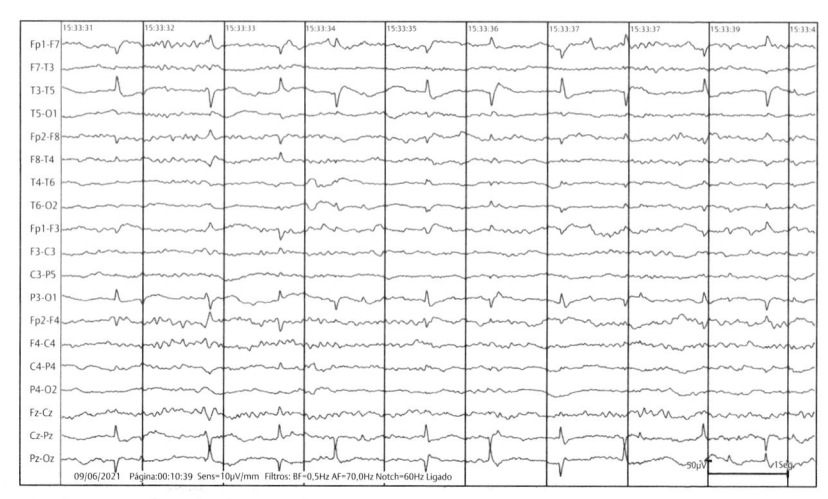

Fig. 14-7. Artefato de eletrocardiograma.

É fundamental dar importância aos ajustes de filtros e manter o filtro de alta frequência no valor recomendado de 70 Hz, pois os ajustes em faixas inferiores podem resultar em pontas mais arredondadas que podem ser confundidas com ondas beta.

A observação de contração muscular ou outros movimentos e seu registro durante o traçado pode auxiliar na interpretação dos achados durante a revisão. Outra estratégia fundamental para minimizá-los é o estabelecimento de um bom relacionamento entre o técnico e o paciente, com esforços para produzir um estado de relaxamento e cooperação. Pode-se ainda solicitar que o paciente abra a boca, tente mantê-la semiaberta com a língua entre os dentes, ou solicitar que diga uma palavra longa calmamente visando ao relaxamento da musculatura facial (Figs. 14-8 e 14-9).

ARTEFATOS 125

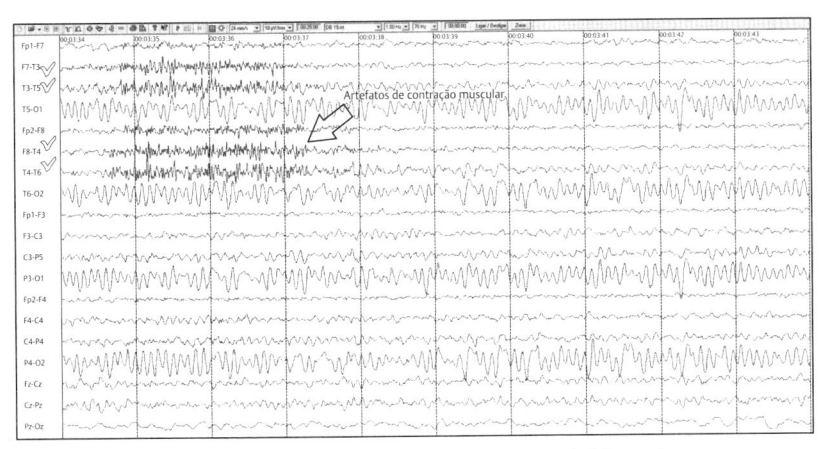

Fig. 14-8. Artefato de contração muscular em regiões temporais bilaterais.

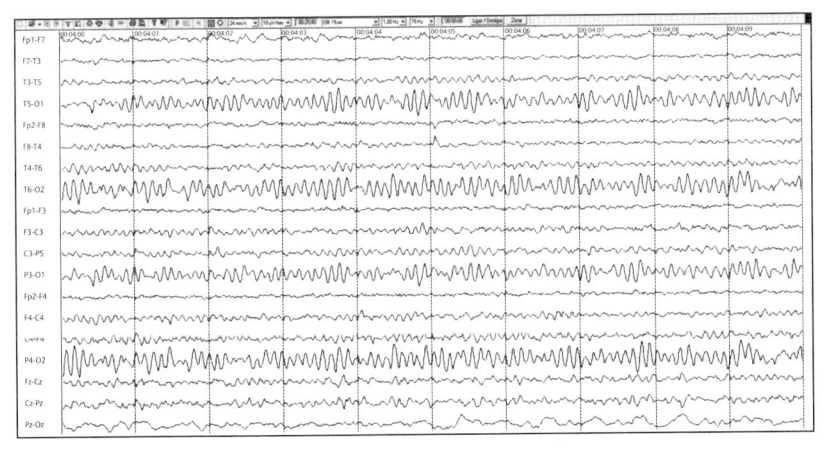

Fig. 14-9. Registro do mesmo paciente após manobra para relaxamento.

São observados ainda artefatos relacionados com a movimentação corporal, com o estiramento dos fios, desprendimento de eletrodos e contrações musculares, bem como artefatos relacionados com movimentos de deglutição e sucção (Figs. 14-10 e 14-11).

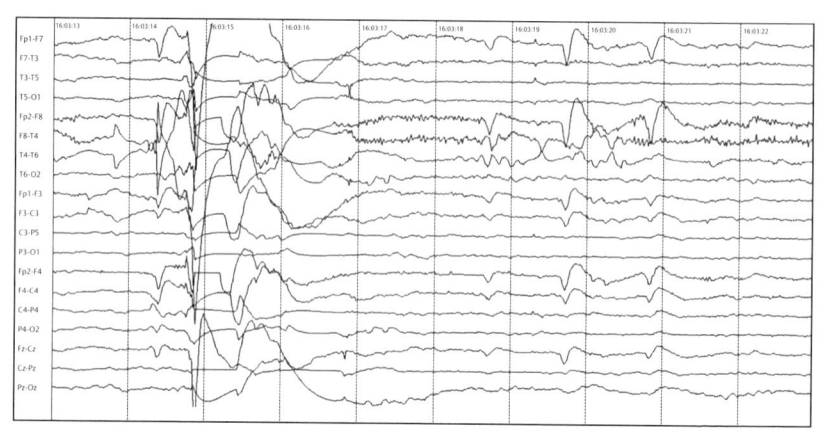

Fig. 14-10. Artefato de movimentação corporal.

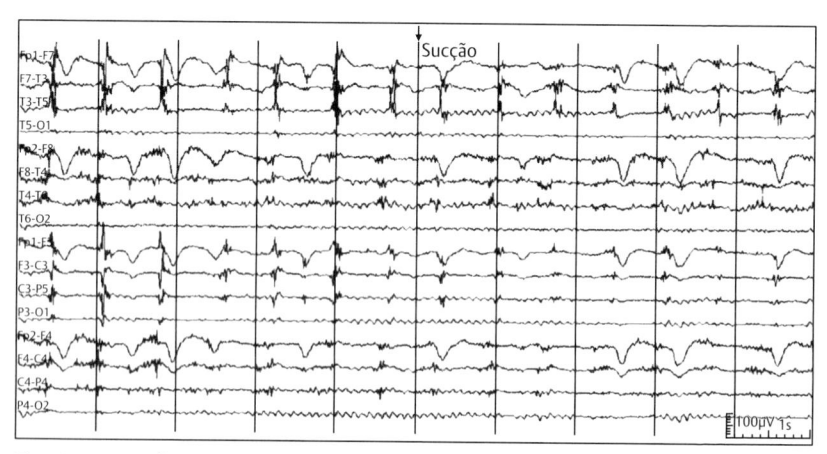

Fig. 14-11. Artefato de sucção.

Artefatos Cutâneos

Como todos os tecidos vivos, a pele é eletricamente ativa e podem surgir alterações associadas à sudorese. A sudorese gera ondas lentas na frequência delta, mais comum nos eletrodos frontais. Algumas condições podem favorecer o surgimento deste artefato: pacientes com febre, crianças que estão chorando e ambientes mal ventilados (Fig. 14-12).

A climatização do ambiente pode minimizar esse artefato e, em algumas situações, faz-se necessária a remoção dos eletrodos, limpeza do couro cabeludo com álcool, secagem com gaze e reposicionamento.

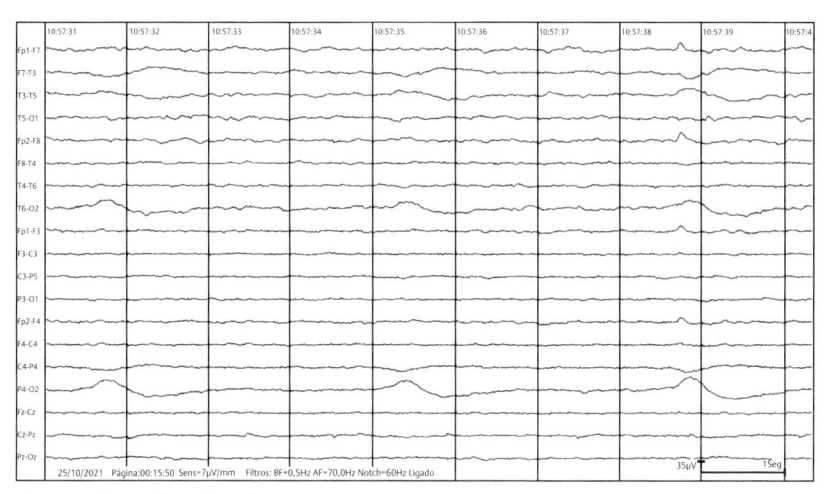

Fig. 14-12. Artefato de sudorese.

ARTEFATOS NÃO FISIOLÓGICOS
São artefatos gerados por interferências que não são do próprio paciente. Estão relacionadas com o ambiente, o aparelho de EEG e os equipamentos externos.

Artefatos de Eletrodos
Após o posicionamento adequado dos eletrodos, conforme o sistema internacional 10-20, o próximo passo é verificar a impedância elétrica. Para um registro adequado, recomenda-se que a impedância de um eletrodo de superfície esteja abaixo de 5 kΩ.

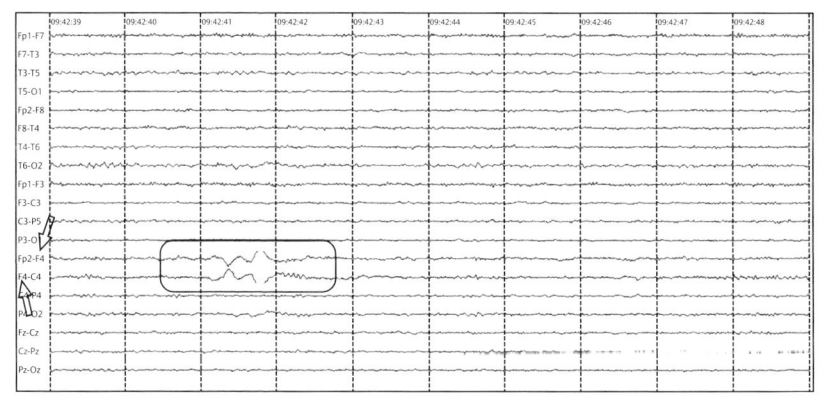

Fig. 14-13. Localização de eletrodo gerador do artefato.

Os artefatos de eletrodos são mais bem detectados numa montagem bipolar. No exemplo da Figura 14-13, os canais que apresentam instabilidade na captação das ondas são: Fp2-F4 e F4-C4. Deve-se localizar o eletrodo responsável pelo artefato, com a identificação do eletrodo comum, no exemplo citado, o eletrodo F4.

Existem artefatos que são gerados pelo mau contato no eletrodo por uma fixação inadequada, que pode gerar elementos de morfologia e amplitude variáveis (Figs. 14-14 e 14-15). Uma alternativa no reposicionamento do eletrodo é friccionar delicadamente a pele, antes de recolocá-lo, com quantidade adequada de pasta condutora.

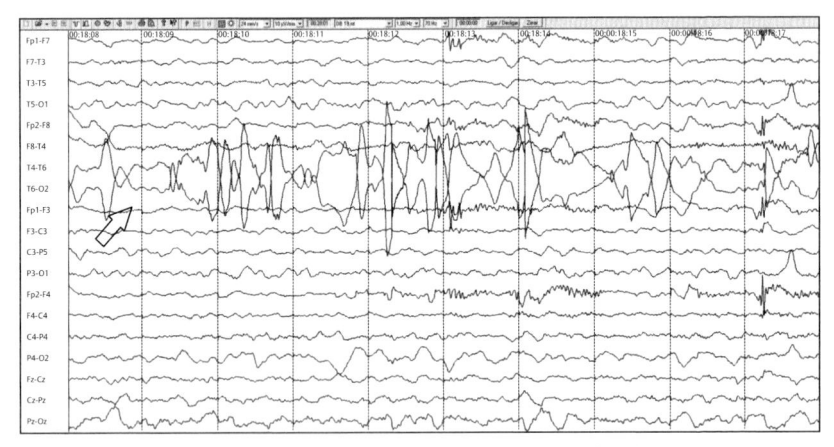

Fig. 14-14. Artefato de eletrodo por mau contato na montagem bipolar.

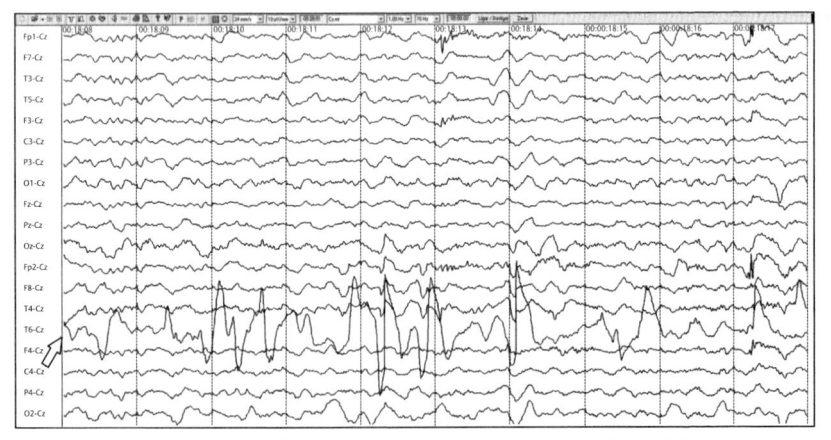

Fig. 14-15. Artefato de eletrodo por mau contato na montagem referencial.

O artefato de estouro do eletrodo, também conhecido como *pop* ou *popping*, está associado à capacidade do eletrodo de armazenar cargas elétricas e parece resultar de instabilidade da dupla camada elétrica, uma vez que o próprio disco de metal não deve tocar o couro cabeludo do paciente, mas deve ficar "flutuando" sobre a pasta condutora (Fig. 14-16).

Outro artefato comumente observado é a ponte de sal ou salina. Sempre que um canal único no EEG mostrar atividade de amplitude acentuadamente mais baixa que a atividade dos outros canais, deverá se suspeitar de ponte de sal. Esse artefato é gerado quando há transpiração excessiva ou contato da pasta condutora de eletrodos próximos que favorece a condução elétrica entre eles (Fig. 14-17).

Os artefatos produzidos pelo deslocamento dos fios são denominados artefatos de movimento e eles são evitados impedindo uma ampla mobilização dos fios.

Embora os artefatos das placas de eletrodos no cabeçote do aparelho de EEG não sejam comuns, são problemáticos, porque podem passar como artefatos de eletrodos. Eles podem ocorrer se não houver cuidado com a manipulação da pasta condutora ou gel abrasivo, que pode ficar em contato com os plugues dos fios dos eletrodos. Quando isto acontece, a pasta ou outros materiais acabam "contaminando" os jaques na placa de eletrodos, onde secam e endurecem, causando corrosão das peças do equipamento.

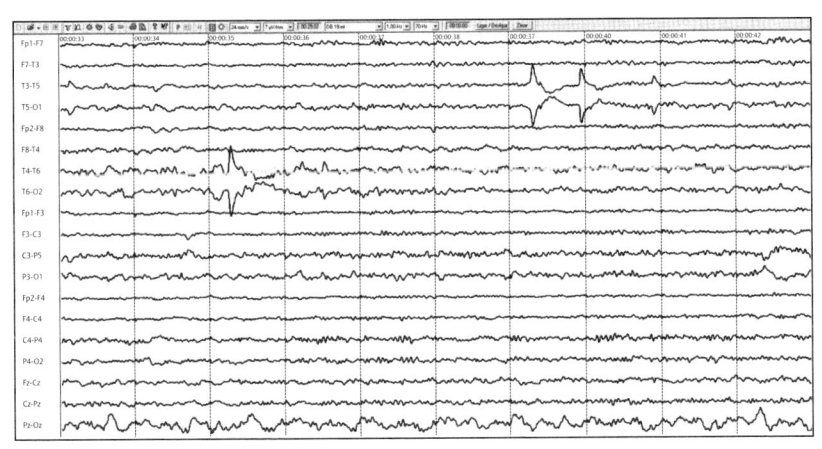

Fig. 14-16. Artefato de estouro de eletrodo.

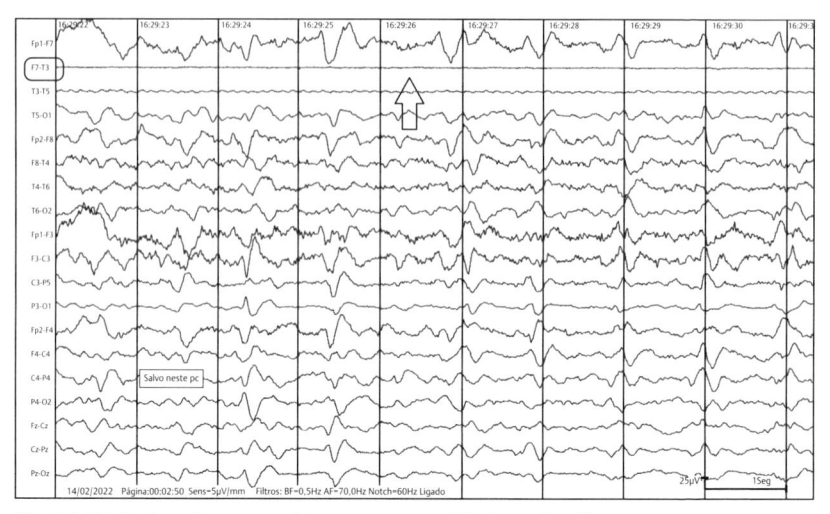

Fig. 14-17. Ponte salina em registro com anormalidades epileptiformes.

Artefatos de Ambiente

Os artefatos de ruído externo ou ambiente podem ser causados por desequilíbrios na linha de força, ruído na conexão com o fio-terra e ruído no ambiente em que o laboratório está situado (p. ex.: ligar e desligar a luz no ambiente, lâmpadas fluorescentes piscantes, uso de celulares, uso de salto alto etc.) (Fig. 14-18).

O artefato de 60 Hz (frequência de corrente elétrica da tomada) é um achado comum e ocorre por aterramento inadequado e/ou falhas na manutenção do equipamento. Este artefato de linha (nome que é conhecido) entra diretamente por meio do cabo de força que faz o aparelho funcionar e pode ser minimizado com o uso do filtro Notch (filtro de incisura) (Fig. 14-19).

Em suma, a suspeita de que um artefato se origine fora do EEG pode ser aventada de vários modos. Primeiro, o técnico deve avaliar o aterramento do aparelho, sobretudo em ambientes de unidade de terapia intensiva. Neste ambiente, os pacientes costumam utilizar vários aparelhos que estão ligados à corrente elétrica (cama hospitalar, bombas de infusão, ventilador mecânico, monitores multiparamétricos). Nestas situações, é importante que o fio-terra não esteja conectado a estes aparelhos. Uma dica é utilizar o EEG móvel somente com a bateria interna do *laptop* ou do computador e não o conectar à corrente elétrica. Deve-se ainda evitar que os eletrodos do EEG entrem em contato com os fios e eletrodos de outros equipamentos. Sempre que possível, é importante checar os plugues dos eletrodos aos cabeçotes e suas conexões. Após isto, verificar a integridade dos eletrodos, avaliar a disposição sobre o couro cabeludo, suas fixações e as condições do paciente.

ARTEFATOS

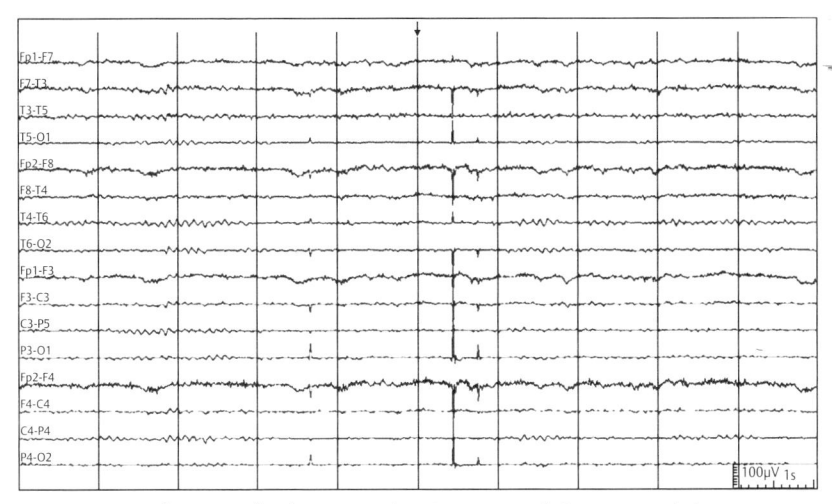

Fig. 14-18. Artefato espicular decorrente do acionamento de interruptor de luz.

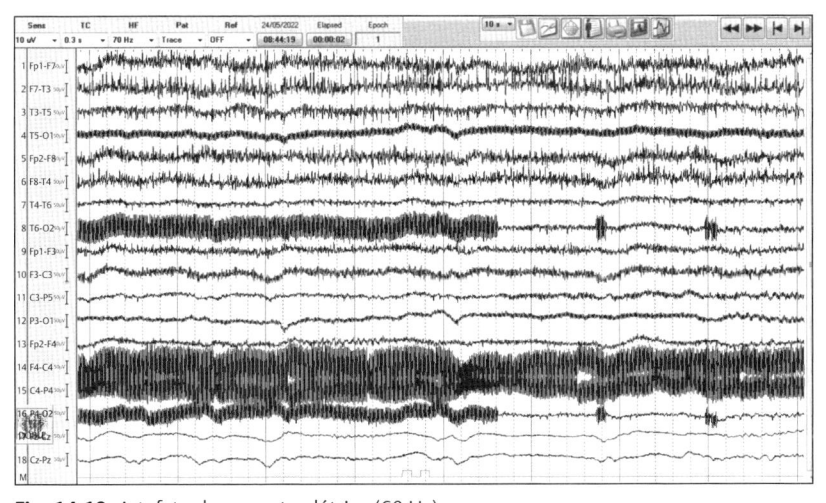

Fig. 14-19. Artefato de corrente elétrica (60 Hz).

Pontos-Chave

- O diagrama da Figura 14-20 sintetiza os principais artefatos a serem identificados e a possíveis intervenções para correção e minimização.

ARTEFATOS FISIOLÓGICOS E NÃO FISIOLÓGICOS

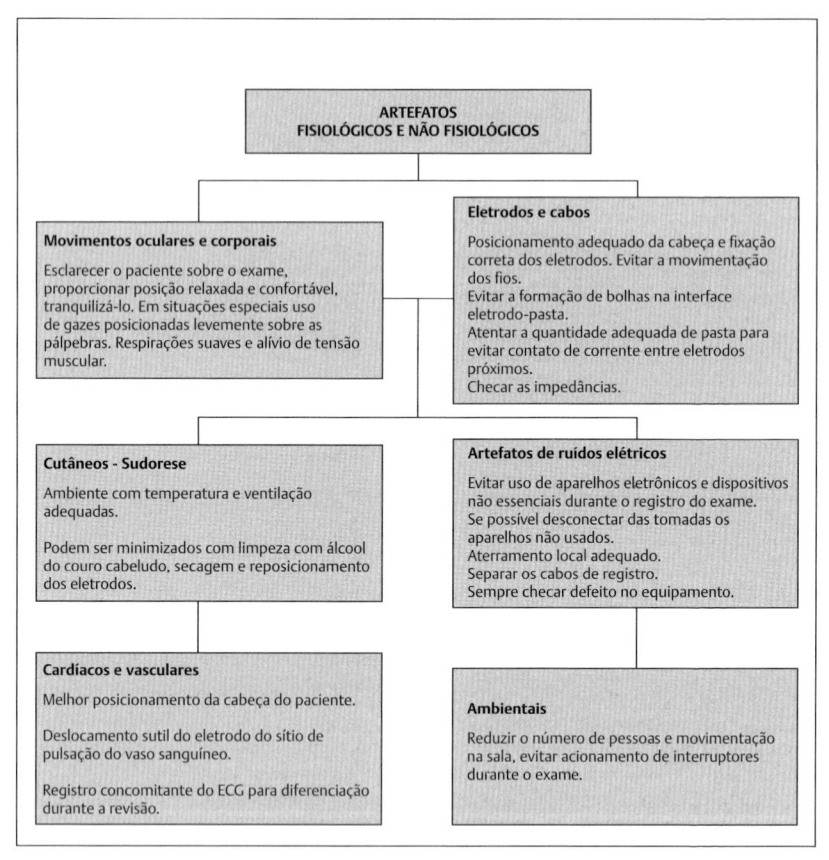

Movimentos oculares e corporais
Esclarecer o paciente sobre o exame, proporcionar posição relaxada e confortável, tranquilizá-lo. Em situações especiais uso de gazes posicionadas levemente sobre as pálpebras. Respirações suaves e alívio de tensão muscular.

Eletrodos e cabos
Posicionamento adequado da cabeça e fixação correta dos eletrodos. Evitar a movimentação dos fios.
Evitar a formação de bolhas na interface eletrodo-pasta.
Atentar a quantidade adequada de pasta para evitar contato de corrente entre eletrodos próximos.
Checar as impedâncias.

Cutâneos - Sudorese
Ambiente com temperatura e ventilação adequadas.
Podem ser minimizados com limpeza com álcool do couro cabeludo, secagem e reposicionamento dos eletrodos.

Artefatos de ruídos elétricos
Evitar uso de aparelhos eletrônicos e dispositivos não essenciais durante o registro do exame.
Se possível desconectar das tomadas os aparelhos não usados.
Aterramento local adequado.
Separar os cabos de registro.
Sempre checar defeito no equipamento.

Cardíacos e vasculares
Melhor posicionamento da cabeça do paciente.
Deslocamento sutil do eletrodo do sítio de pulsação do vaso sanguíneo.
Registro concomitante do ECG para diferenciação durante a revisão.

Ambientais
Reduzir o número de pessoas e movimentação na sala, evitar acionamento de interruptores durante o exame.

Fig. 14-20. Principais tipos de artefatos e como removê-los.

BIBLIOGRAFIA

Duffy FH, Iyer VG, Surwillo WW, editors. Eletroencefalografia clínica e mapeamento cerebral topográfico. Rio de Janeiro: Revinter; 1999. p. 46-53.

Ferreira LS, Oliveira PAL, Bonavides AS. Manual do técnico em EEG. Rio de Janeiro: Revinter; 2010.

Montenegro MA, Cendes F, Guerreiro MM, Guerreiro CAM. EEG na prática clínica: EEG na morte encefálica. 3. ed. Rio de Janeiro: Editora Thieme Revinter; 2018. 408 p.

Ríos-Pohl L, Yacubian EMT. O ABC de um registro eletroencefalográfico: da teoria à prática clínica. Bela Vista: Alaúde; 2016.

Schomer DL, Silva Fernando HL. Niedermyer's electroencephalography; basic principles, clinical applications, and related fields. 7th ed. Philadelphia: Lippincott Williams & Wilkins; 2018.

PECULIARIDADES TÉCNICAS NO EEG DA CRIANÇA

CAPÍTULO 15

Paulo Emidio Lobão Cunha
Ludmila Aragão Feitosa

O EEG pediátrico é realizado praticamente da mesma forma que nos adultos, seguindo as mesmas recomendações quanto a **preparo**, **montagem dos eletrodos** e realização das **provas de ativação**. No entanto, em todas elas existem particularidades e técnicas específicas que serão discutidas ao longo desse capítulo.

Cabe destacar que as crianças não colaboram da mesma forma que pacientes adultos, pois normalmente se assustam em ambientes médico-hospitalares, como também não compreendem que o exame é indolor e relativamente rápido. Dessa forma, é necessário que o técnico tenha empatia e paciência, criando um ambiente confortável e até mesmo divertido a fim de que a criança coopere na realização do procedimento.

No geral, as condições do ambiente são: local calmo, luminosidade reduzida, temperatura amena. Pode-se dispor de música relaxante para promover o sono, assim como a criança poderá levar um brinquedo ou objeto de apego durante o exame.

A anotação dos dados do paciente e da indicação do exame é essencial, incluindo idade, histórico médico, história da doença atual, descrição de evento clínico suspeito e tratamento, principalmente os fármacos anticrises. O Quadro 15-1 sumariza as informações clínicas que devem ser obtidas pelo técnico antes da realização do exame de EEG em pacientes pediátricos.

PREPARO DO PACIENTE

Assim como em qualquer exame de EEG, sempre se deve tentar o registro tanto na vigília, quanto na sonolência e no sono. Em capítulo a parte, foi discutida a preparação adequada do paciente, de acordo com a sua faixa etária, assim como a possibilidade de sedação em casos de insucesso na privação do sono ou da ausência de colaboração por motivos diversos, como diagnóstico prévio de deficiência intelectual ou transtorno do espectro do autismo.

Quadro 15-1. Informações Clínicas que Devem ser Obtidas pelo Técnico antes da Realização do EEG em Crianças

- Identificação e data de nascimento
- Informações relativas ao nascimento (idade gestacional, Apgar, patologias e intercorrências)
- Antecedentes pessoais e patológicos, como alergias, alterações do neurodesenvolvimento e doenças
- O motivo da solicitação do exame
- Caso haja suspeita ou diagnóstico de epilepsia, questionar a semiologia das crises, a frequência, duração e o momento específico ou existência de fatores desencadeantes
- Anotar os medicamentos em uso, principalmente os fármacos anticrise
- Questionar ao médico quanto a alguma manobra de ativação específica em caso de síndrome epiléptica
- Anotar quanto à ocorrência de transtorno comportamental e mudanças no ciclo sono × vigília

MONTAGEM DOS ELETRODOS

Devem ser utilizados os 21 eletrodos, dispostos no sistema internacional 10-20, conforme a recomendação da Federação Internacional de Neurofisiologia Clínica. Esse sistema é o único oficialmente recomendado e indicado para toda criança e lactente com perímetro cefálico acima de 36 cm. Geralmente, os recém-nascidos e pacientes com microcefalia apresentam PC inferior, sendo então recomendada a montagem para recém-nascidos, que será apresentada mais adiante em capítulo específico.

A colocação dos eletrodos é feita com pasta condutora convencional. Principalmente em crianças pequenas, é preciso estar alerta quanto ao excesso de pasta condutora que pode gerar ponte de sal.

A fixação também é um desafio, visto que são pacientes que se movimentam com mais facilidade. Em alguns casos, é recomendado envolver a cabeça com uma atadura, por exemplo, a fim de garantir que os eletrodos permaneçam firmes no local. A limitação deste método é a falta de visualização dos eletrodos e a dificuldade técnica em ter que desfazer todo o curativo caso algum deles saia do lugar ou necessite de correção. Sendo assim, uma alternativa é o uso da malha tubular elástica (Fig. 15-1), que permite a fixação segura e a visualização dos eletrodos, possibilitando a eventual correção deles durante o exame.

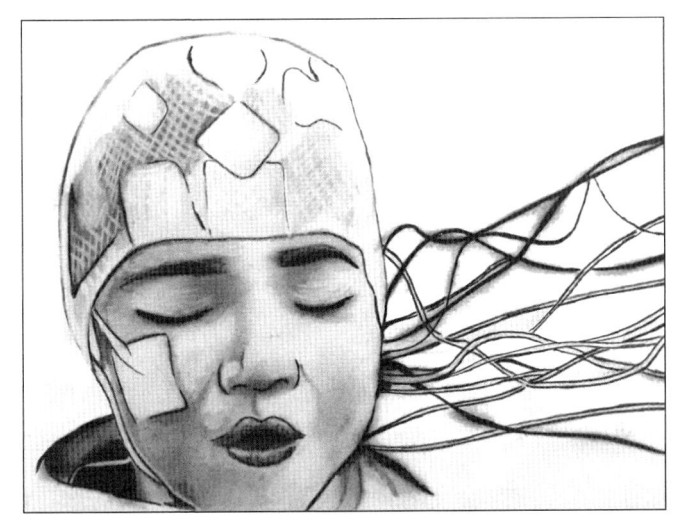

Fig. 15-1. Fixação dos eletrodos com o auxílio da malha tubular elástica.

MANOBRAS DE ATIVAÇÃO
Abertura e Fechamento Ocular
Uma manobra bastante comum é a abertura e fechamento ocular, que é bastante importante para avaliação do ritmo posterior e até mesmo a possibilidade de anormalidades que podem ser mascaradas pela atividade alfa. Mas o movimento é realizado pelo paciente e, a depender da idade, compreensão e até mesmo humor da criança, provavelmente não será obtido de forma espontânea.

Em crianças acima de três meses, quando já é possível reconhecer o ritmo posterior, recomenda-se que os olhos sejam mantidos fechados manualmente pelos pais ou técnico por pelo menos cinco segundos, intervalo de tempo suficiente para demonstrar o ritmo posterior dominante. Outra possibilidade é criar um ambiente lúdico para a criança, como brincar de "esconde-achou", "fechar os olhos", "boca de forno" e qualquer brincadeira de conhecimento do técnico e da criança.

Fotoestimulação
A fotoestimulação (FEI) é uma manobra de ativação recomendada a partir dos 3 meses de idade, pois raramente apresenta importância clínica em recém-nascidos e lactentes mais jovens. No entanto, podemos nos deparar com três possibilidades do fotoestímulo não ocorrer de forma satisfatória: a criança se

assustar e sair da posição, ter dificuldades em olhar para o centro da lâmpada ou não permanecer de olhos fechados.

Nesse caso, devemos sempre explicar para a criança e seus pais sobre o procedimento, para que ambos não se assustem quando começar o fotoestímulo. A criança pode realizar a FEI na posição sentada, inclusive no colo dos pais. No entanto, sempre devemos questionar aos pais se a criança apresenta fotossensibilidade ou diagnóstico de epilepsia, obtendo o seu consentimento, pela possibilidade de um evento indesejável durante a estimulação luminosa.

Para que a criança permaneça com o olhar voltado para a lâmpada, pode-se colocar um brinquedo um pouco acima ou por trás da lâmpada. Ao mesmo tempo, se ela for incapaz de permanecer com os olhos fechados, estes devem ser fechados passivamente pelos pais ou pelo técnico, de forma delicada, para não assustar a criança e permitir a passagem do estímulo luminoso. No geral, a partir dos 3 anos de idade, a criança já é capaz de colaborar com esta etapa do exame.

Com relação ao tempo e frequência do estímulo, a FEI intermitente deve ser realizada da mesma forma que em adultos, com aumento das frequências de 1 a 60 Hz e, após o seu término, deve-se realizar o registro antes de finalizar o exame ou realizar uma nova prova de ativação durante 3 minutos. Em casos de suspeita de epilepsia mioclônica progressiva, deve ser realizado o fotoestímulo de baixa frequência (0,5 a 2 Hz) de forma repetida por um período de 1 a 2 minutos.

Hiperventilação

A hiperventilação (HV) pode ser realizada em todas as crianças, salvo em situações em que há motivos para a sua não realização. No geral, a hiperventilação na criança é realizada em 3minutos, assim como nos adultos, mas em situações em que há suspeita ou confirmação de crises de ausência, recomenda-se uma duração maior, de 5 minutos. Devida à falta de informação nos pedidos quanto ao quadro clínico do paciente, muitos serviços de EEG adotam o tempo de cinco minutos para realização da HV em todos os pacientes pediátricos.

A maior limitação é a colaboração, pois é o único método de ativação que depende exclusivamente do paciente. No geral, crianças a partir de 3 anos já são capazes de realizar o procedimento. O técnico deve explicar adequadamente passo a passo e verificar a qualidade do esforço da HV, inclusive anotando na ficha do paciente para posterior análise pelo médico.

A melhor estratégia para garantir a participação da criança é organizar um ambiente lúdico. Sendo assim, muitos serviços disponibilizam brinquedos para que a criança realize a técnica com maior qualidade, como língua de sogra e catavento (Fig. 15-2). O ideal é que esses equipamentos sejam de uso de individual.

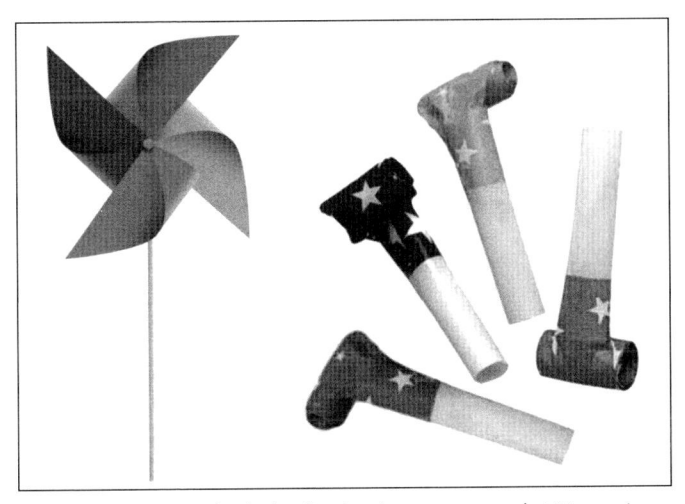

Fig. 15-2. Objetos para uso individual utilizados durante a etapa de HV nas crianças.

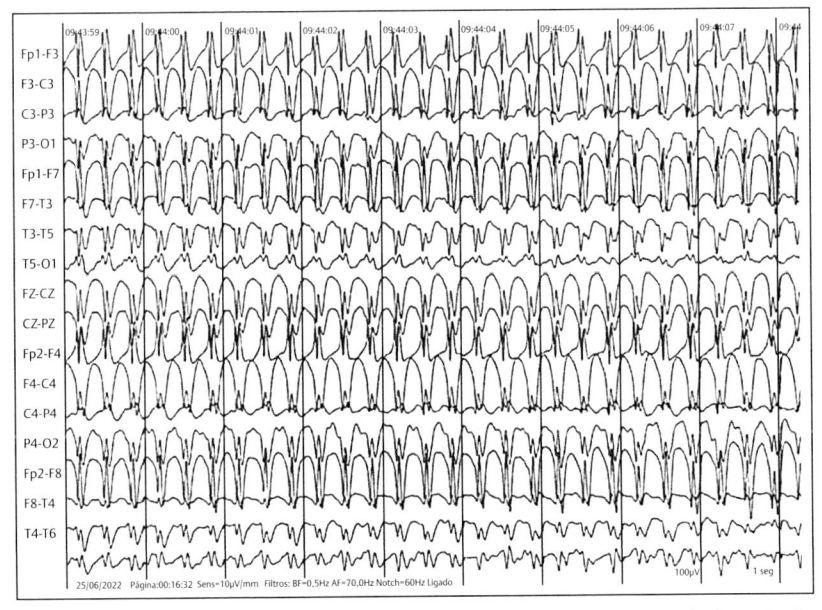

Fig. 15-3. EEG que mostra complexos de espícula-onda a 3 ciclos por segundo de projeção generalizada. Menino de 7 anos que apresentou crise de ausência típica durante a HV.

É comum o traçado mostrar alentecimento difuso durante a HV. No entanto, na vigência de uma crise de ausência, ou seja, se o paciente ficar parado, sem resposta aos estímulos externos e no traçado eletrográfico aparecer um padrão de complexos espícula-onda a 3/s de projeção generalizada (Fig. 15-3), o procedimento deverá ser interrompido. Deve-se anotar o início e a duração da crise e as manifestações clínicas apresentadas.

Pontos-Chave

- O EEG na criança apresenta particularidades técnicas quanto ao preparo, quanto à montagem dos eletrodos e quanto aos métodos de ativação, sendo necessária a utilização de recursos adicionais.

- O técnico deve ter, além de preparo e conhecimento, empatia, paciência e humanidade para trabalhar com crianças.

- Podem ser utilizados recursos lúdicos, envolvendo a participação dos pais a fim de obter maior cooperação do pequeno paciente.

- Se a criança apresentar uma crise de ausência durante a hiperventilação, o procedimento de HV deve ser interrompido. O técnico deve anotar a duração da crise e as manifestações clínicas.

BIBLIOGRAFIA

Caicedo-Contreras G. Requisitos e procedimentos mínimos para registros de EEG em lactentes e crianças. In: Ríos-Pohl L, Yacubian EMT. O ABC de um registro eletroncefalográfico: da teoria à prática clínica. Bela Vista: Alaúde; 2016. p. 153-64.
Kaminska AM, Chéliout-Héraut F, Eisermann MM, Touzery-De Villepin A, Lamblin MD. EEG in children, in the laboratory or at the patient's bedside. Neurophysiologie Clinique/Clinical Neurophysiology 2015;45(1):65-74.
Montenegro MA, Cendes F, Guerreiro MM, Guerreiro CAM. EEG na prática clínica. 3. ed. Rio de Janeiro: Thieme Revinter; 2018.
Schomer DL, Silva FHL. Niedermyer's electroencephalography; basic principles, clinical applications, and related fields. 7th ed. Philadelphia: Lippincott Williams & Wilkins; 2018.

APONTAMENTOS DE UM TÉCNICO EXPERIENTE

CAPÍTULO 16

Raimunda Nonata Melo Rosendo
Rosângela Pereira da Silva
André Gustavo Fonseca Ferreira

Neste capítulo, apresentamos alguns conselhos e recomendações que aprendemos ao longo dos anos em nossa prática como técnicos de EEG.

Antes de chamar o paciente, é prudente certificar-se de que tudo esteja presente e funcionando na sala de exame. O aparelho deve estar ligado e seu sistema íntegro. Realize a calibração do equipamento, e organize na bancada todo o material necessário para a boa realização de um eletroencefalograma (EEG). Confira se estão prontos:

1. Fita métrica;
2. Caneta hidrocor;
3. Escarificante (pode ser álcool ou gel condutor para ECG);
4. Pasta condutora;
5. Esparadrapo *micropore* (para fixar melhor os eletrodos da região auricular e frontopolar);
6. Gaze estéril;
7. Pano tipo TNT; e
8. O que mais for importante, segundo as peculiaridades de cada técnico.

Antes de chamar o paciente, deve-se sempre ler o pedido de exame, a fim de verificar a idade dele, se ele apresenta alguma deficiência ou limitação de mobilidade, e se existe uma história prévia ou CID-10, pois isto facilita a abordagem. Com o paciente em sala, certifique-se de que seus dados pessoais e os dados do exame a ser realizado estão corretos. Informe sucintamente sobre o procedimento a ser feito e o tipo de colaboração que pode ser exigida dele.

É importante colher as informações com o paciente sobre como foi sua noite de sono, pois às vezes (de acordo com a indicação ou no caso das crianças) é solicitado para que seja realizada privação de sono. A melhor abordagem é checar o horário em que o paciente iniciou o sono e a hora do despertar, para verificar se realmente a privação foi realizada de forma adequada. O ideal é que, nas instruções prévias para realização do exame, o tempo de sono esteja estipulado, por exemplo: de 0h00 às 04h00, independentemente do horário de agendamento do exame.

Ao abordar as crianças para realização do EEG: sempre se dirija a elas diretamente (usando uma linguagem adequada à sua idade), e esteja atento para **respeitar o distanciamento que cada uma impõe. Quanto à interação, sempre utilizar o "lado lúdico", que ajuda bastante na colaboração delas.** Uma informação muito importante para as crianças é garantir que seus pais estarão com elas durante o tempo todo. Pode-se inclusive fazer o EEG "desses pequenos" no colo de seus pais.

Mesmo sabendo que talvez não saibam responder, chame as crianças pelo nome, faça as perguntas pertinentes, questione se elas sabem o motivo de estarem ali, se é a primeira vez que fazem esse exame, e quais são seus receios. A maioria das crianças chega com medo porque sempre associa o nome **exame** à coleta de sangue, por isso deve-se mostrar todo o material que vai ser usado para o EEG.

Evite falar em **sono**. As crianças habitualmente informam que não vão dormir, e não adianta confrontá-las. Podemos solicitar para que elas fechem os olhos pelo máximo de tempo que puderem, usar uma contagem (lúdica) para que mantenham os olhos abertos e depois fechados. Esta é uma boa dica para auxílio na indução do sono nos pequenos. Para realizar uma hiperventilação efetiva com os de menor idade, utilize um catavento colorido.

Com empatia, interação e cordialidade se consegue o inimaginável.

Após a abordagem inicial do paciente, devemos acomodá-lo na maca e iniciar a colocação dos eletrodos, de acordo com o Sistema Internacional 10-20 (SI 10-20) para montagem e registro de EEG. É fundamental que o técnico escolha e inicie a montagem sempre pelo mesmo lado, pois isso ajuda a evitar a troca de eletrodos entre os lados, ou seja, confundir o lado esquerdo com o direito.

Falando do SI 10-20, é relevante comentar sobre os imprevistos que costumamos encontrar em algumas cabeças, como apliques, rastafári, cabelos muito volumosos etc. Isso dificulta um pouco a colocação de eletrodos com fidedignidade, mas, usando sempre as referências anatômicas, é possível mantermos uma boa e confiável montagem de eletrodos.

Uma dica importante, especialmente para os cabelos volumosos, **é sempre fazer um penteado, separando os cabelos de acordo com as regiões em que se divide o crânio (Fig. 16-1). Primeiro faça a divisão inicial entre o hemisfério direito e esquerdo (como se estivesse fazendo uma "maria-chiquinha").**

Fim do penteado

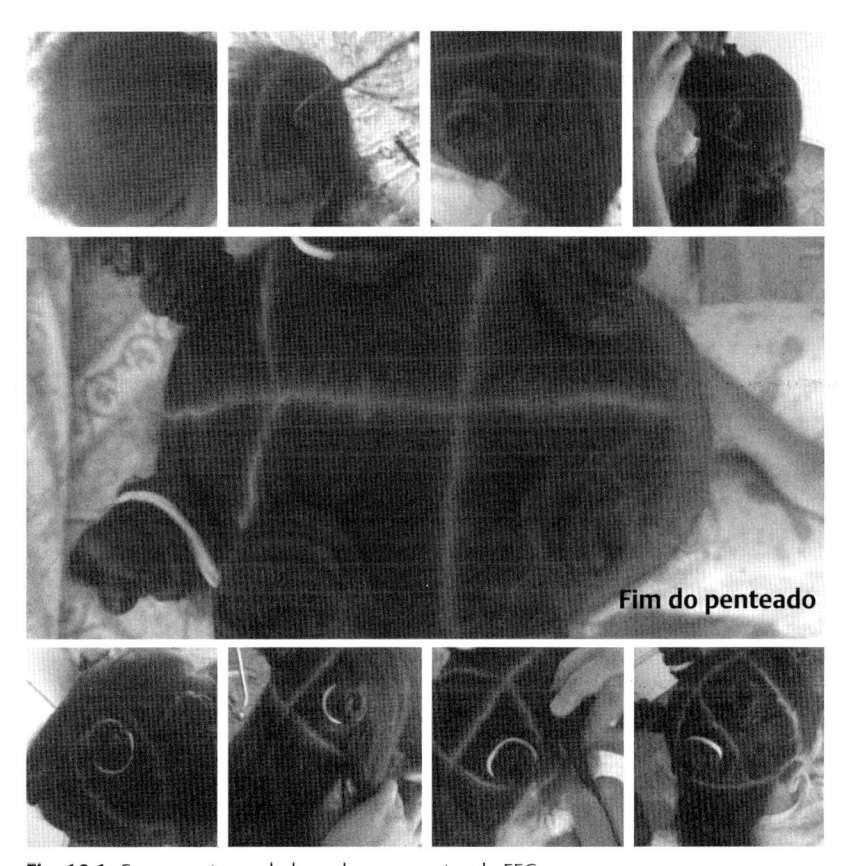

Fig. 16-1. Como pentear cabelos volumosos antes do EEG.

Depois, fazendo um lado de cada vez, realize mais três divisões: a primeira traçando uma linha que vai de Cz ao temporal médio T3 e T4, a segunda vai de Pz ao temporal posterior T5 e T6, e a terceira vai de Oz ao temporal posterior T5 e T6 passando por O1 e O2. Isso facilita a visualização do couro cabeludo e a melhor colocação dos eletrodos (Fig. 16-1).

Nos casos em que o paciente tem muito cabelo, dificultando a localização de todos os pontos, marque os pontos estratégicos (Fpz, Cz, Oz, T3, C3, C4 e T4) e a partir desses pontos disponha os eletrodos da melhor forma possível do SI 10-20, quando não for possível usá-lo na sua integralidade.

Outras dificuldades são as assimetrias importantes e as microcefalias (cabeças muito pequenas). Nas assimetrias, as medidas devem ser feitas por hemisfério, ou seja, primeiro a linha mediana, partindo do násio (união do nariz com a fronte/testa) ao ínio (protuberância occipital/nuca), e, então, com as medidas encontradas em cada hemisfério independente da diferença entre elas, isto é, lado esquerdo e direito. Nas "cabecinhas muito pequeninas" nem sempre é possível usar o SI 10-20 utilizando 21 eletrodos, nesse caso existe uma montagem diferenciada utilizando apenas 11 eletrodos: a montagem neonatal (Fp1, Fp2, C3, C4, Cz, T3, T4, O1, O2, A1 e A2). Também é importante anotar no relatório informações sobre cicatrizes cirúrgicas, ou não, encontradas durante a colocação dos eletrodos.

Reiteramos a importância do uso do SI 10-20; afinal, os princípios de colocação, com base em pontos anatômicos, são a solução para qualquer cabeça. Cabe ao técnico dar confiabilidade ao método, utilizando a forma correta de colocação dos eletrodos

Na experiência de nossa equipe de técnicos, após ter feito as marcações de acordo com SI 10-20, mas antes iniciar a colocação de cada eletrodo, realize a escarificação da pele nos pontos marcados. Pode-se utilizar diversos materiais adequados (normalmente usa-se álcool 70% ou gel condutor para ECG), mas existe na indústria um produto específico para essa função, chamado **escarificante**. Esses produtos reduzem a impedância da pele, e com isso melhoram a qualidade do exame.

Iniciamos então a colocação dos eletrodos com pasta condutora eletrolítica. Esta pasta deve ter a consistência adequada para permitir a boa aderência ao couro cabeludo, e com isso cumprir o seu papel de condutividade. Não é recomendado acrescentar qualquer outra substância que possa alterar sua composição. Siga as instruções do fabricante.

Ao colocar os eletrodos, utilize pasta condutora em quantidade suficiente para não deixar excesso, pois isso pode ocasionar uma ponte de salina entre eletrodos (representada por uma linha reta/isoelétrica no traçado do EEG). Recomendamos a utilização de um pedaço de aproximadamente 2 × 2 cm de TNT sobre o eletrodo com a pasta condutora, pois isso ajuda a aderir melhor o eletrodo no couro cabeludo.

Terminada a colocação de todos os eletrodos, verifique a impedância de todos eles, corrija os artefatos que houver e verifique se todos os canais estão emitindo sinal de qualidade. Quando tudo estiver dentro dos parâmetros estabelecidos, inicie a gravação de acordo com o estado fisiológico do paciente, ou seja: vigília, sonolência, sono espontâneo ou induzido, coma etc. Se o paciente dormir logo no começo do exame, não o desperte, e deixe ele dormir por pelo menos 15 minutos. Após o despertar, realize a fotoestimulação intermitente (FEI), e somente depois disso faça a hiperventilação (HV) e o bloqueio visual.

Por experiência do nosso serviço, o preenchimento do cadastro é realizado no decorrer do exame. O intuito é não perder nenhum evento que porventura possa acontecer logo antes do início da gravação. Durante o preenchimento da ficha do paciente, fale em voz alta os dados solicitados (isso minimiza muito os erros de informação, pois o paciente ou acompanhante fazem a correção na hora). Nem sempre há espaço suficiente para escrever o nome completo do paciente, o que nos obriga a abreviar essa informação (mas sempre há um lugar no cadastro em que se possa digitar essa informação completa). É importante obter informações sobre o motivo da realização do exame, por exemplo: porque procurou um médico, há quanto tempo tem essa queixa, qual a frequência, se já desmaiou e se alguém presenciou o que foi relatado, se usa ou já usou algum medicamento controlado, se já realizou alguma cirurgia na cabeça etc.

Nos pacientes que estão muito tensos, **esse preenchimento também pode ser feito no início do atendimento, o que pode proporcionar um tempo maior de relaxamento ao paciente.**

Evitar conversas durante todo o procedimento é recomendável, pois o barulho e a distração podem interferir na qualidade do exame.

O tempo de gravação do exame deve ter em média 20 minutos. Os exames mais prolongados duram entre 40 e 60 minutos ou conforme orientação do serviço.

Qualquer tipo de artefato que apareça durante o registro de EEG deve ser descrito. Estes geralmente são:

- *Artefatos biológicos*: tosse, espirro, sudorese, contração muscular, movimentos oculares ou outro movimento corporal, potenciais cardíacos;
- *Artefatos não biológicos*: ruído elétrico (60 Hertz), *pop* (estouro) mau contato de eletrodos (artefato muito comum), movimentação na sala e outros fatores relevantes.

Os artefatos "são o terror dos técnicos". Cabe a nós identificar e solucionar, na medida do possível, a geração desses "intrusos". É possível atenuar essas interferências indesejáveis utilizando pequenos recursos. No caso dos movimentos oculares, coloque algumas gazes sobre os olhos do paciente para facilitar que este fique com os olhos vendados. Para as crianças, solicite ao acompanhante que ponha as suas mãos, suavemente, sobre os olhos trêmulos delas. Outro recurso bastante eficiente para minimizar artefatos musculares da região temporal é pedir para o paciente abrir levemente a boca.

Uma opinião de nossa equipe é de a não interromper o exame para fazer ajuste de eletrodos logo no início da gravação. Muitas vezes, existe um tempo para acomodação de alguns eletrodos sobre a pasta, que também se adapta sobre o couro cabeludo, o que causa a melhora do traçado após alguns minutos. Gastando muito tempo com ajustes de eletrodos no início da sessão, perdemos informações importantes e que poderiam ser elucidativas para o paciente. Essa ação, porém, deve ficar a critério de cada laboratório.

Terminado o exame, retire e limpe o local de cada eletrodo na cabeça do paciente. Seja cuidadoso, pois essa etapa é muito importante para o bem-estar do paciente. Em seguida, limpe cada eletrodo com uma gaze umedecida em água para retirar todo o excesso de pasta. Se este excesso não for retirado, pode formar uma crosta dura em torno do eletrodo, que atua como um material isolante, piorando muito a qualidade do sinal daquele eletrodo.

É muito comum ouvir do paciente após o procedimento a pergunta sobre o resultado do exame, se está normal ou alterado. Evite qualquer comentário, e diga somente que o resultado será dado por um médico especialista em data posterior.

Existe um acrônimo para a palavra **técnico**, e devemos tê-lo como exemplo:

- **T**rabalho – em primeiro lugar, tenha prazer no que está fazendo. Empenhe-se para que o seu trabalho seja bem-feito, e que não prejudique ninguém;
- **E**mpatia – ter a capacidade de se colocar no lugar do outro e conseguir entender seus medos e suas dores é o que nos faz humanos;
- **C**ompetência – procure exercer as suas atividades com profissionalismo. Tenha atitude diante de uma dificuldade, assuma responsabilidades, reconheça erros;
- **N**otabilidade – seja notado pela sua competência, pela destreza com que executa suas tarefas. Mostre com competência que merece a atenção dispensada;
- **I**nteração – conviver não é fácil! Porém, o princípio que rege as relações interpessoais é o respeito às diferenças. Você não precisa gostar do outro como ele é, mas precisa respeitá-lo;
- **C**ordialidade – ter bom coração, ser verdadeiro, generoso e amável. Lembre-se: gentileza gera gentileza;
- **O**rganização – a organização começa na otimização do seu tempo. Quanto tempo você tem para executar determinada tarefa? Antecipe as possíveis necessidades, pois outras pessoas podem depender da sua organização para fazer o trabalho delas. Ser organizado traz menos estresse e mais satisfação pessoal.

Pontos-Chave

- Antes de chamar o paciente, verifique a sala, o funcionamento do aparelho e os insumos para realização do EEG.
- Sempre leia o pedido médico e colha com o paciente as informações pertinentes para realização do exame.
- Explique para o paciente e acompanhante como é realização do exame.
- Marque os locais de colocação dos eletrodos de acordo com SI 10-20 e descreva cicatrizes e assimetrias da cabeça no relatório.

- Coloque os eletrodos com a quantidade adequada de pasta eletrolítica.
- Preencha o cadastro do paciente.
- A gravação do exame deve ter, no mínimo, 30 minutos de duração. Descreva o estado fisiológico e a realização de provas de ativação de acordo com o pedido médico.
- Corrigir artefatos é imprescindível para a qualidade e confiabilidade do exame.
- Ao término do procedimento, limpe o couro cabeludo do paciente e logo após realize a limpeza dos eletrodos.
- Evite comentários desnecessários durante e após o término do exame. O laudo será confeccionado por médicos neurofisiologistas.

BIBLIOGRAFIA

Duffy FH, Iyer VG, Surwillo WW. Eletroencefalografia clínica e mapeamento cerebral topográfico. Rio de Janeiro: Revinter; 1999.

Pinto LC. Neurofisiologia clínica; princípios básicos e aplicações. 2. ed. Rio de Janeiro: Atheneu; 2010.

Hernandez-Ossa KA, Valencia-Jiménez NJ, Souza MDP, Leal CKN, Delisle-Rodríguez D, Souza ML, et al. Considerações práticas na aquisição de sinais de EEG para aplicações em Psicologia. In: International Workshop on Assistive Technology, 2. 2019, Miami. Anais eletrônicos [...] Vitória: Research gate; 2019. p. 1-4. Disponível em: https://www.researchgate.net/publication/331566574_Consideracoes_Praticas_na_Aquisicao_de_Sinais_de_EEG_para_Aplicacoes_em_Psicologia. Acesso em: 1 jun. 2022.

Parte III   EEG EM SITUAÇÕES ESPECIAIS

EEG EM UTI

Paulo Emidio Lobão Cunha
Georgia Lyrio Horta Oliveira

Os pacientes que têm indicação de realizar EEG em uma Unidade de Terapia Intensiva (UTI) geralmente apresentam um insulto neurológico agudo, o que eleva a probabilidade de desenvolverem crises epilépticas ou estado de mal epiléptico. Na maioria, os parâmetros clínicos de avaliação do estado de consciência sofrem a interferência do uso de sedativos ou anestésicos, assim como os parâmetros do padrão motor, pelo uso de medicações que promovem bloqueio neuromuscular.

Além da questão clínica e interferência medicamentosa são conectados, no paciente, múltiplos aparelhos, de forma concomitante, o que dificulta o trabalho do técnico em deixar o EEG livre de artefatos.

Portanto, a realização do EEG na UTI é um verdadeiro desafio, o que requer treinamento, experiência, cuidado e constante acompanhamento do técnico.

REGISTRO DOS DADOS CLÍNICOS

Os distúrbios da consciência, sejam primários e/ou secundários, dificultam a avaliação do exame clínico neurológico, o que faz do EEG um instrumento complementar nesta análise. Desta forma, é essencial conhecer os dados clínicos do paciente e todos os detalhes da indicação do exame.

O maior destaque nesta etapa é o relato do uso de fármacos sedativos e anestésicos, pois são capazes de alterar a atividade elétrica cerebral, com impacto direto no resultado do exame. Outra situação de bastante relevância são as diferentes intervenções às quais o paciente é submetido, como procedimentos neurocirúrgicos e diálise, demonstrando mais uma vez a importância do técnico em anotar todos os dados e, principalmente, se algum procedimento estiver sendo executado durante a realização do EEG.

O Quadro 17-1 sumariza os dados clínicos que devem ser anotados pelo técnico para auxiliar o médico a realizar uma correta interpretação do traçado eletroencefalográfico.

Quadro 17-1. Informações Clínicas que Devem Ser Registradas pelo Técnico na Realização do EEG em UTI

- Identificação e data de nascimento
- Antecedentes pessoais e patológicos
- Motivo da solicitação do exame
- Estado de consciência
- Dispositivos que o paciente apresenta, como: ventilação mecânica, drenos cirúrgicos, pressão arterial invasiva, acesso vascular periférico e central, entre outros
- Medicamentos de uso contínuo do paciente, como sedativos, anestésicos e analgésicos
- Cópia da prescrição do paciente ou anotações dos medicamentos em uso, principalmente os fármacos anticrise
- Procedimentos a que o paciente foi ou está sendo submetido
- Provas de reatividade realizadas
- Presença de movimentos ou mudanças do estado comportamental do paciente
- Artefatos identificados
- Possíveis sinais clínicos de crise epiléptica

O nível de consciência normalmente é avaliado a partir da escala de coma de Glasgow. O Quadro 17-2 apresenta a forma de aplicação da escala. O técnico não tem obrigatoriedade em aplicá-la, pois é uma função de médicos e enfermeiros. No entanto, este dado deve ser questionado e anotado na ficha do paciente, pois será importante na avaliação do exame, principalmente quando houver suspeita clínica de morte encefálica.

Quadro 17-2. Escala de Coma de Glasgow

Variáveis		Escore
Abertura ocular	Espontânea	4
	À voz	3
	À dor	2
	Nenhuma	1
Resposta verbal	Orientada	5
	Confusa	4
	Palavras inapropriadas	3
	Palavras incompreensivas	2
	Nenhuma	1
Resposta motora	Obedece a comandos	6
	Localiza dor	5
	Movimento de retirada	4
	Flexão anormal	3
	Extensão anormal	2
	Nenhuma	1

PREPARAÇÃO PARA O EXAME NO AMBIENTE DE UTI

O exame será realizado à beira-leito, ou seja, o aparelho de EEG será conectado ao paciente. O primeiro passo é levar o carrinho de EEG com todos os materiais que serão utilizados: álcool, gaze, pasta condutora, pente, lápis de marcação, fita métrica e material para fixação dos eletrodos. Após realizar a coleta de dados clínicos e o registro do paciente no aparelho, devemos organizar o ambiente, pois o espaço é geralmente pequeno (Fig. 17-1). Deve-se evitar realizar o exame ao mesmo tempo que o paciente estiver realizando outro procedimento, tanto pelo espaço físico quanto pela possibilidade de artefatos.

Com relação à organização, é fundamental afastar, com cuidado, todos os fios elétricos próximos à cabeceira e demais aparelhos conectados ao paciente, como monitores, bombas de infusão, ventilador mecânico e outros aparelhos alimentados por eletricidade. É importante assegurar sempre que o fio-terra seja único (ou seja, parte do mesmo circuito elétrico, na mesma parede ou região) para todos os aparelhos elétricos conectados ao paciente.

O técnico deve questionar à equipe assistente quanto a possibilidade de desligar o máximo de tomadas conectadas aos painéis eletrônicos das cabeceiras dos leitos, bombas e dispositivos que, na maioria das vezes, conseguem se manter funcionantes por meio de baterias, com exceção do ventilador, pois a bateria deste aparelho deve ser reservada para casos emergenciais, como queda de energia elétrica.

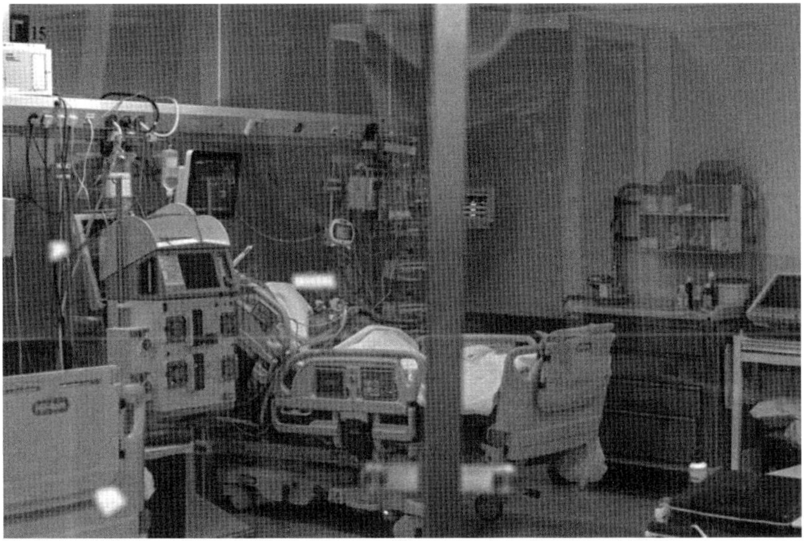

Fig. 17-1. Fotografia de um leito de UTI com diversos dispositivos eletrônicos (monitor cardíaco, ventilador mecânico, aparelho de diálise, maca com dispositivo eletrônico e bombas de infusão).

Se suspeitar de artefato contínuo gerado pela ventilação mecânica, o técnico pode confirmar esta interferência, desconectando o ventilador por um curto período de tempo (inferior a 10 segundos), na presença do médico assistente. Se a equipe assistente concordar em desligar qualquer outro aparelho, incluindo a maca de dispositivo eletrônico, o técnico poderá fazê-lo, mas somente quando o paciente estiver pronto para realização do exame, ou seja, com todos os eletrodos já posicionados no couro cabeludo, evitando assim um gasto desnecessário das baterias dos aparelhos.

Todas estas manobras devem ser devidamente registradas. Nas situações em que mesmo se utilizando todas as estratégias, não for possível reduzir os artefatos, o técnico deve fazer as anotações, explicando as possíveis interferências captadas.

O uso do filtro *notch* é altamente recomendável para reduzir a corrente alternada proveniente de outros equipamentos elétricos em uso. A fixação dos eletrodos poderá ser feita com pasta condutora e, em caso de exame prolongado ou contínuo, considerar o uso da solução de colódio, que será discutida no capítulo sobre videomonitorização eletroencefalográfica prolongada.

REALIZAÇÃO DO EXAME

Os parâmetros de realização do exame, como sensibilidade e filtros, são os mesmos do EEG ambulatorial. No entanto, algumas mudanças podem ser necessárias quanto às provas de ativação, visto que a maioria dos pacientes se encontra inconsciente no ambiente de terapia intensiva, o que impossibilita a realização da hiperventilação e da abertura e fechamento ocular. No entanto, a fotoestimulação é recomendada, mesmo em pacientes inconscientes.

Para os pacientes com comprometimento da consciência, principalmente os que se encontram em torpor ou coma, faz-se necessário realizar uma série de estímulos previamente padronizados pelo serviço, com o intuito de avaliar as alterações no padrão de base cerebral, em frequência e amplitude, com relação a aplicação desses estímulos. Os mais comumente realizados são:

- *Tátil:* estímulos feitos com toque em diferentes partes do corpo.
- *Auditivo:* deve ser um ruído forte e abrupto (bater palmas no lado do ouvido, por exemplo).
- *Doloroso:* realizar uma pressão no leito ungueal, com o auxílio de uma espátula ou o pinçamento do músculo trapézio (Fig. 17-2). A incisura supraorbitária, outro local bastante utilizado para testar este estímulo, não é recomendada pela possibilidade de artefatos, devida à proximidade com os eletrodos que estão no couro cabeludo.

Se houver dúvida na resposta ao estímulo, este deverá ser repetido para esclarecer qual foi a resposta gerada. Os estímulos devem ser sempre registrados no exato momento da sua realização, para que seja possível a análise da sua resposta no traçado.

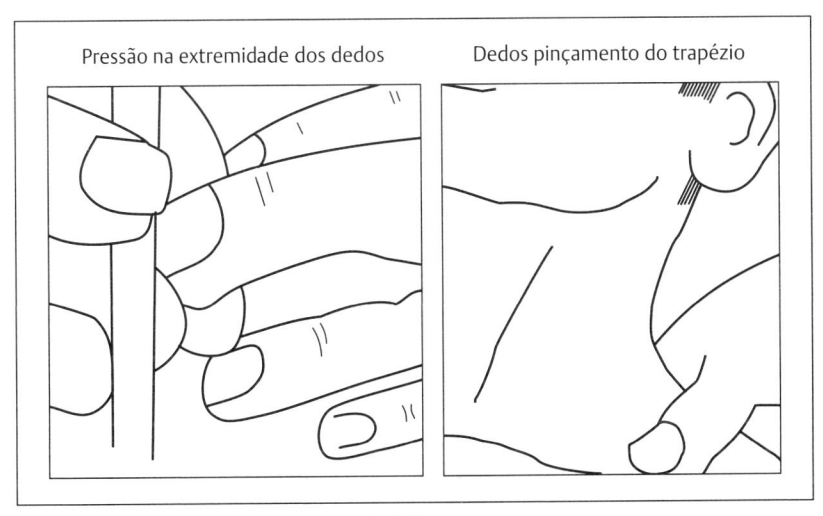

Fig. 17-2. Locais de aplicação do estímulo doloroso.

Durante o registro, pode ser necessária a administração de medicações, as quais devem ser descritas (tipo de medicação e doses utilizadas) pela equipe da UTI, observando-se, ainda, as alterações que ocorrem no traçado de base durante a após a sua administração.

TRAÇADOS ELETROENCEFALOGRÁFICOS DE PACIENTES EM UTI

A interpretação e o laudo do EEG são um ato médico que requerem estudo e treinamento específicos. No entanto, para familiarizar o técnico, esta seção tem como objetivo apresentar alguns traçados de EEG obtidos em ambiente de UTI (Fig. 17-3 a 17-8).

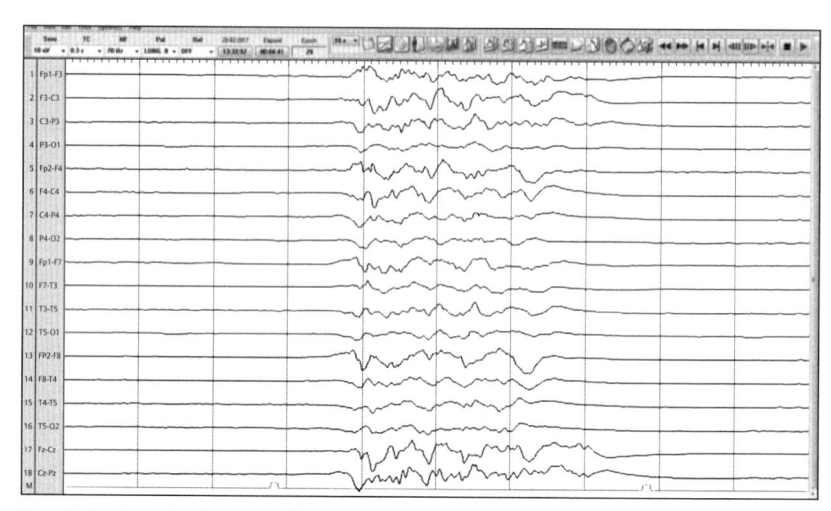

Fig. 17-3. Traçado eletroencefalográfico de um paciente de 35 anos, sexo masculino, em pós-operatório de neurocirurgia por quadro de trauma cranioencefálico, em uso de sedoanalgesia contínua com propofol e fentanil. Apresenta padrão de supressão difusa, com surgimento de ondas lentas teta e delta, quando foi submetido a estímulo tátil.

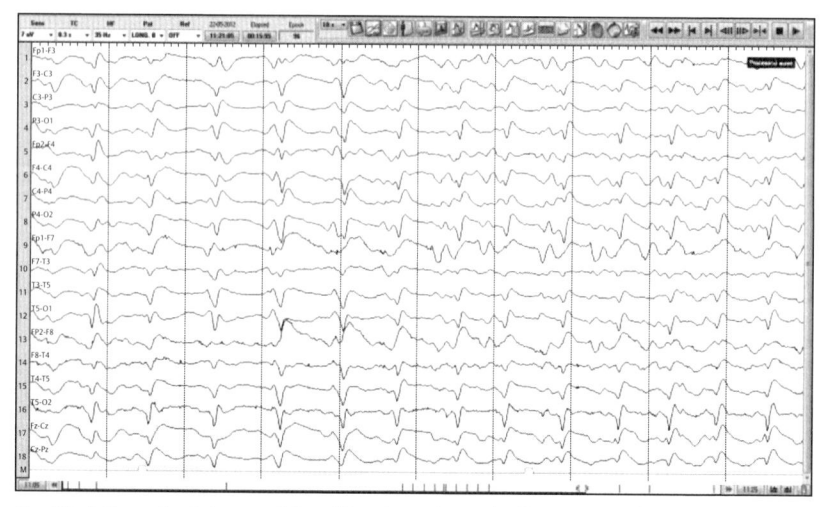

Fig. 17-4. Traçado eletroencefalográfico de paciente de 78 anos, sexo feminino, com doença de Creutzfeldt-Jakob, demonstrando atividade periódica paroxística de expressão difusa e periodicidade curta.

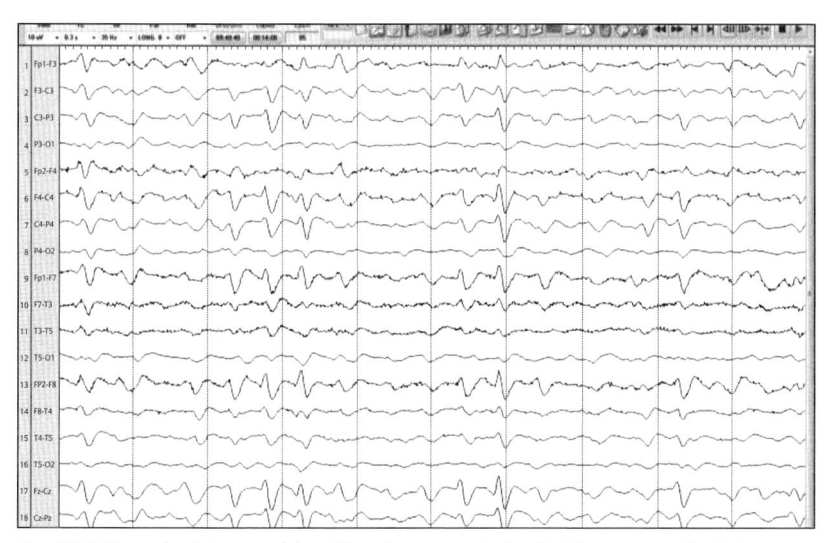

Fig. 17-5. Traçado eletroencefalográfico de uma paciente de 57 anos, sexo feminino, com quadro de encefalopatia hepática. Apresenta atividade de base composta por ondas lentas teta e delta de baixa voltagem e presença de ondas trifásicas.

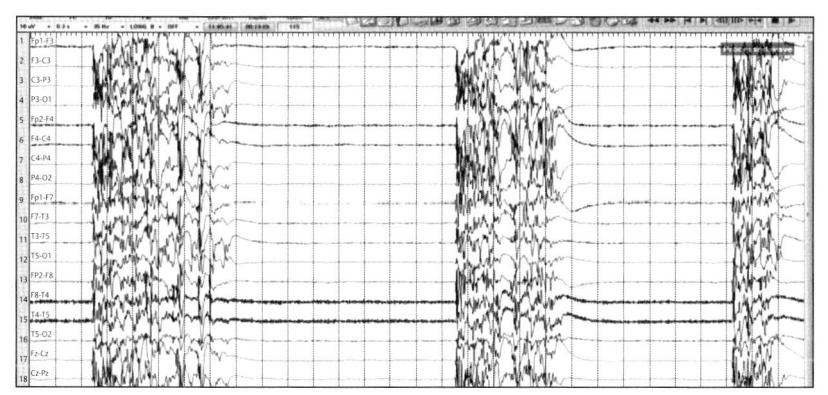

Fig. 17-6. Traçado eletroencefalográfico de um paciente de 53 anos, sexo masculino, com quadro de mioclonias após reanimação cardiopulmonar. Observam-se descargas epileptiformes de projeção generalizada (que correspondem às mioclonias) seguidas de supressão difusa da atividade elétrica cerebral.

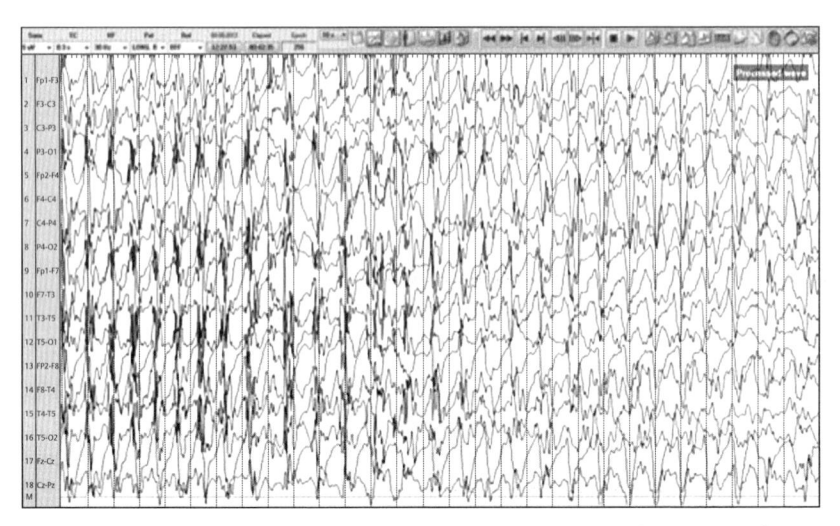

Fig. 17-7. Traçado eletroencefalográfico de um paciente de 20 anos, do sexo masculino, com crise eletrográfica. A atividade epileptiforme apresenta projeção generalizada e evolução em frequência e amplitude.

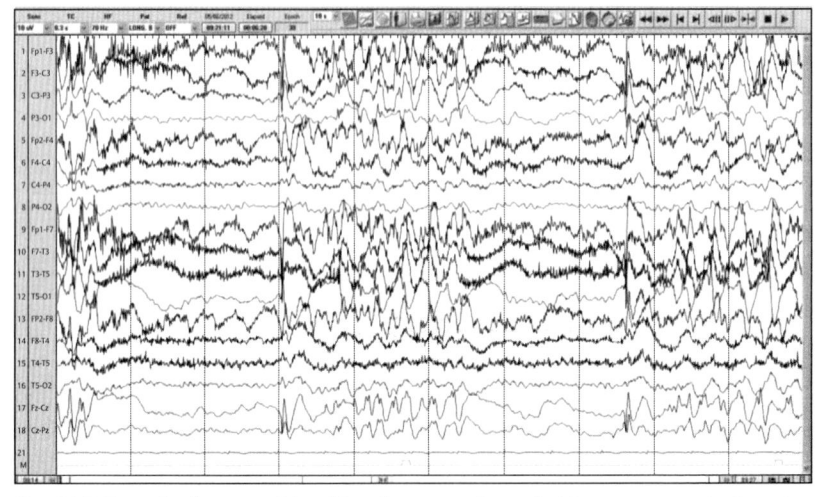

Fig. 17-8. Traçado eletroencefalográfico de uma paciente de 15 anos em estado de mal epiléptico focal com atividade ictal descontínua.

> **Pontos-Chave**
> - O EEG realizado em ambiente de UTI é bastante desafiador e requer treinamento adequado, experiência e comprometimento do técnico.
> - O técnico deve registrar todas as informações necessárias para uma correta interpretação do exame pelo médico, em especial quanto ao uso de sedativos e anestésicos.
> - O técnico deve estar atento aos artefatos, especialmente os secundários à interferência elétrica por aparelhos conectados ao paciente.
> - Os testes de reatividade, como a aplicação de estímulos táteis, auditivos e dolorosos, são recomendados em todos os pacientes com comprometimento da consciência.

BIBLIOGRAFIA

Bardi FS, Estrada XV. Considerações especiais para a realização de vídeo-EEG em pacientes na UTI. Registro de paciente crítico e de morte encefálica em pediatria. In: Ríos-Pohl L, Yacubian EMT. O ABC de um registro eletroencefalográfico: da teoria à prática clínica. Bela Vista: Alaúde; 2016. p. 231-40.

Herman ST, Abend NS, Bleck TP, Chapman KE, Drislane FW, Emerson RG, et al. Consensus statement on continuous EEG in critically Ill adults and children, Part I: Indications. J Clin Neurophysiol 2015;32(2):87-95.

Herman ST, Abend NS, Bleck TP, Chapman KE, Drislane FW, Husain AM, et al. Consensus statement on continuous EEG in critically Ill adults and children, Part II: Personnel, technical specifications and clinical practice. J Clin Neurophysiol 2015;32(2):96-128.

Montenegro MA, Cendes F, Guerreiro MM, Guerreiro CAM. EEG na prática clínica. 3. ed. Rio de Janeiro: Thieme Revinter; 2018.

Schomer DL, Silva Fernando HL. Niedermyer's electroencephalography; basic principles, clinical applications, and related fields. 7th ed. Philadelphia: Lippincott Williams & Wilkins; 2018.

CUIDADOS TÉCNICOS NA MORTE ENCEFÁLICA

CAPÍTULO 18

Diane Regina Moutinho Félix
Lisiane Seguti Ferreira

O protocolo para determinação de morte encefálica (ME) segue normas rígidas apresentadas pelo Conselho Federal de Medicina (Resolução 2.173/2017). Compreende a realização de exame clínico neurológico padronizado, associado a um exame complementar, a fim de comprovar a perda completa e irreversível das funções encefálicas. Os exames complementares mais utilizados são: a arteriografia cerebral, o eletroencefalograma, o *Doppler* transcraniano ou a cintilografia cerebral.

O eletroencefalograma (EEG) utilizado para determinação de morte encefálica apresenta algumas peculiaridades que tornam o seu preparo e execução desafiadores para o técnico: não somente por ser realizado em ambiente de cuidados intensivos, mas também por estar sujeito a maiores interferências externas, haja vista os critérios de aquisição do exame, que requer uma amplificação aumentada da voltagem do traçado.

O objetivo do técnico é obter um exame livre de artefatos. Isso permite que o médico responsável pela análise, afirme, sem sombras de dúvidas, se há ou não inatividade elétrica cerebral (IEC).

Na prática, a IEC aparece visualmente como uma "linha reta" em todos os canais de registro, mas tecnicamente sua definição é muito mais complexa. A IEC consiste na ausência de atividade elétrica cerebral acima de 2 μV (microvolts), pico a pico, quando registrada por pares de eletrodos encefálicos a distâncias de dez ou mais centímetros e com impedâncias intereletrodos entre 100 e 10.000 ohms.

Na Figura 18-1, podemos observar, respectivamente e de forma comparativa, um traçado com a sensibilidade do EEG de rotina (7 μV/mm) e outro traçado com sensibilidade padrão do EEG de ME (2 μV/mm).

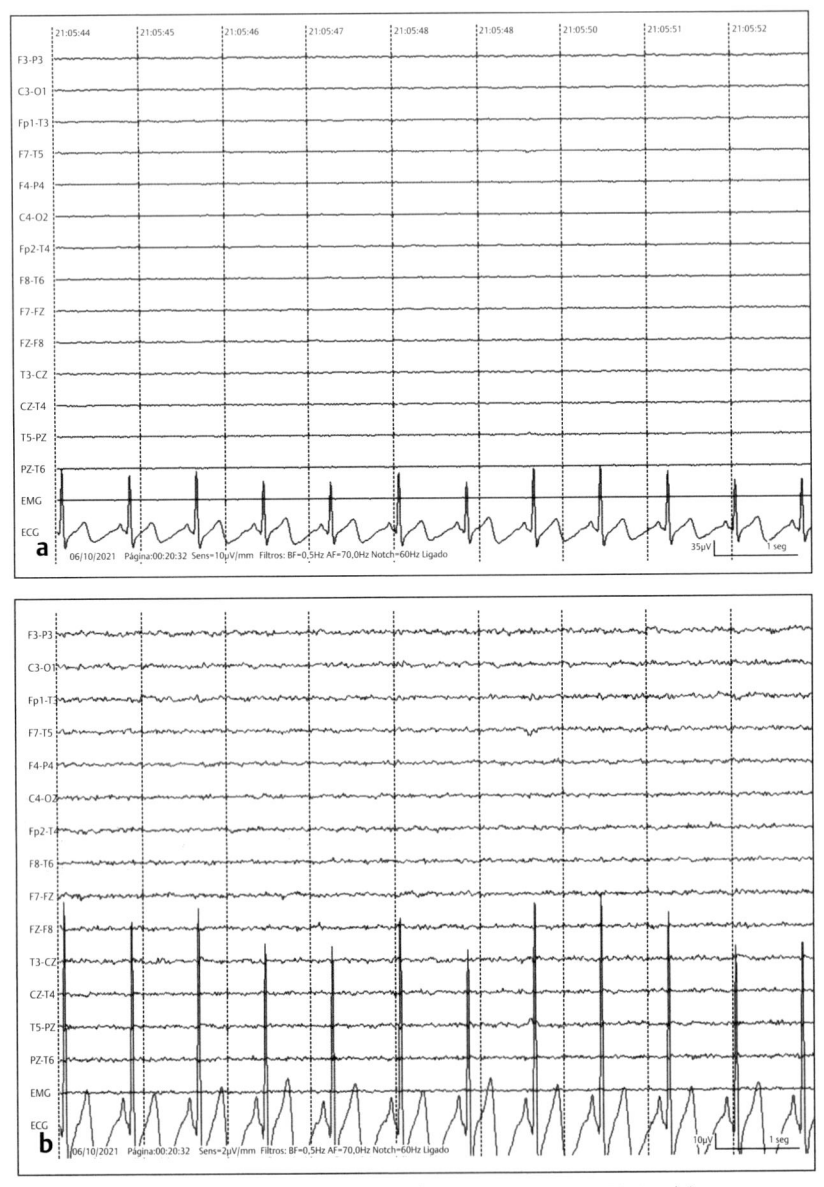

Fig. 18-1. (a) Inatividade elétrica cerebral. Idade 40 anos. Registro ECG simultâneo, montagem padrão EEG na morte encefálica com distância dupla intereletrodos em 16 canais, sensibilidade de 7 μV/mm. **(b)** Mesmo traçado da figura **a**, mas com sensibilidade padronizada na morte encefálica de 2 μV/mm. Observe a maior amplitude do eletrocardiograma.

Em geral, pacientes candidatos ao protocolo de ME estão em ambiente de Unidade de Terapia Intensiva (UTI). É comum estarem em leitos de estrutura metálica condutora e acoplados a vários potenciais geradores de artefatos, como dispositivos de aquecimento, bombas de infusão de controle eletrônico e múltiplos monitores. O couro cabeludo dos pacientes em estado crítico pode estar oleoso, umedecido por secreções (sangue, liquor), gerando dificuldade adicional para a fixação dos eletrodos. É nesse cenário complicado que o técnico deve seguir alguns passos, que são apresentados a seguir, para que seja realizado um exame confiável e de qualidade.

Etapas para execução do exame:

1. **Organização do ambiente**
   - Deixar espaço para livre circulação em um dos lados da cabeceira do paciente;
   - Afastar fios elétricos próximos à cabeceira, evitando o contato destes com o aparelho de EEG;
   - Afastar monitores, bombas de infusão, dispositivo de ventilação mecânica, ou outros aparelhos alimentados por eletricidade que possam estar em contato direto com a cama do paciente;
   - Desconectar a cama automática da tomada, caso haja persistência de artefatos de 60 Hz.

2. **Preparo do paciente e avaliação do couro cabeludo**
   - Checar, nos monitores, os dados vitais (temperatura, pressão arterial, saturação de oxigênio, frequência cardíaca). Caso seja identificado algum parâmetro fora do estabelecido no protocolo, comunicar ao médico assistente;
   - Expor o tórax do paciente onde serão fixados os eletrodos de monitorização cardíaca;
   - Verificar se o dorso da mão está em condições e em posição adequada para fixação dos eletrodos de monitorização ambiental;
   - Solicitar a remoção de curativos que estejam sobre o sítio de fixação dos eletrodos. Conferir se há umidade excessiva que possa impedir a fixação dos eletrodos;
   - Solicitar o reposicionamento da fixação do tubo endotraqueal, caso esteja sobre o sítio de fixação dos eletrodos;
   - Proceder higiene rigorosa dos sítios onde serão fixados os eletrodos para garantir a impedância adequada, dispensando a troca de eletrodos durante o exame.

3. **Posicionamento e fixação dos eletrodos**
   - Utilizar o sistema internacional 10-20 (SI 10-20) para posicionamento dos 21 eletrodos no couro cabeludo, incluindo as posições de linha média (Fz, Cz e Pz), além dos frontopolares, frontais, centrais, parietais, occipitais e temporais. No caso de cicatriz cirúrgica no crânio ou outro

achado que impeça a fixação do eletrodo conforme o posicionamento do SI 10-20, os eletrodos podem ser deslocados para áreas adjacentes. Neste caso, os eletrodos do lado oposto também devem ser deslocados para permitir a comparação entre os hemisférios.
- Evitar o uso excessivo de pasta condutora. A presença de excesso de pasta pode gerar um artefato chamado ponte salina (como se fosse um curto-circuito entre eletrodos), o qual atenua o sinal registrado pelo par de eletrodos e pode criar um falso registro de IEC. Além disso, caso seja necessário trocar o eletrodo, será mais trabalhoso remover a pasta condutora.
- Posicionar dois eletrodos no dorso da mão direita a uma distância de 6-7 cm que funcionarão como monitor ambiental para avaliar interferências sobre o registro de origem extracerebral.
- Posicionar dois eletrodos no precórdio para avaliar os potenciais cardíacos.

4. **Recomendações técnicas padronizadas e obrigatórias (Quadro 18-1)**
   - O tempo mínimo de registro deve ser de 30 minutos.
   - Realizar o teste de impedância padronizado do eletroencefalógrafo. As impedâncias dos eletrodos devem estar abaixo de 10.000 ohms e

Quadro 18-1. Quadro Comparativo quanto às Recomendações Técnicas Padronizadas e Obrigatórias no EEG de Rotina e no EEG de Morte Encefálica

Critérios técnicos	EEG rotina	EEG morte encefálica
Posicionamento dos eletrodos	Sistema 10-20	Sistema 10-20, dois eletrodos adicionais no precórdio e dois na mão direita
Tempo mínimo de registro	20 minutos	30 minutos
Impedância intereletrodos	Idealmente abaixo de 5.000 ohms	Abaixo de 10.000 ohms e acima de 100 ohms
Teste de integridade do sistema	Não é necessário	Deve ser realizado
Montagem selecionada na tela do monitor	Preferencialmente bipolar longitudinal (dupla banana)	Utilizar montagem específica com espaçamento duplo intereletrodos
Sensibilidade	7-10 μV/mm	2 μV/mm
Teste de reatividade (somatossensitivo, auditivo ou visual)	Não é obrigatório	Obrigatório
Filtros	0,5-70 Hz	0,5-70 Hz

acima de 100 ohms. Impedâncias desbalanceadas (valores muito diferentes no par de eletrodos) podem distorcer o EEG, facilitando a interferência de 60 Hz ou de outros artefatos, o que pode impossibilitar a visualização da IEC.
- Testar a integridade de todo o sistema de registro. Antes de iniciar a gravação, é importante conferir se os cabos estão conectados. Os eletrodos devem ser tocados suavemente com a ponta de um lápis ou cotonete para criar um artefato e, assim, comprovar que a caixa de eletrodos está conectada ao aparelho.

5. **Selecionar, no monitor, a montagem padrão para registro de morte encefálica**

Os programas de EEG já trazem, em seu sistema operacional, a montagem padronizada dos canais para protocolo de ME, a qual deve ser selecionada pelo técnico para acompanhar o registro do traçado na tela do monitor.

Nesta montagem padronizada, a distância intereletrodos é, no mínimo, 10 cm, enquanto, no SI 10-20, a distância média intereletrodos, em adultos, é geralmente de 6 a 6,5 cm. Esta medida aumenta a possibilidade de captar e visualizar, no traçado, os potenciais cerebrais de pequena amplitude. Um registro obtido com as distâncias habituais intereletrodos e com a sensibilidade de rotina poderia sugerir IEC em alguns casos.

Um exemplo de montagem para 16 canais: F3 – P3; C3 – O1; Fp1 – T3; F7 – T5; F4 – P4; C4 – O2; Fp2 – T4; F8 – T6; F7 – Fz; Fz – F8; T3 – Cz; Cz – T4; T5 – Pz; Pz – T6; dois eletrodos no dorso da mão direita, para funcionar como monitor ambiental; e dois eletrodos no precórdio, para avaliar os potenciais cardíacos (ECG).

Os canais de 1 a 8 compreendem montagem longitudinal bipolar com distâncias duplas intereletrodos; nos de 9 a 14, são utilizadas montagens transversais (anterior, média e posterior) também com distâncias duplas; no canal 15, coloca-se o monitor ambiental e, no 16, o registro dos potenciais cardíacos (ECG).

6. **Sensibilidade**

A sensibilidade padrão do EEG de rotina é de 7 μV/mm. No exame de ME, utiliza-se a sensibilidade de 2 μV/mm e, com isso, ampliamos os registros na tela do monitor na ordem de 50 a 100%, permitindo um julgamento mais confiável, quanto a presença ou ausência de um sinal superior a 2 μV.

7. **Filtros**

Recomenda-se manter os filtros entre 0,5-70 Hz pelo menos em parte do registro. Pode se usar o filtro de entalhe (ou de corte) de 60 Hz com cuidado, e somente após se esgotarem todas as tentativas para minimizar o registro de artefatos.

8. **Artefatos**

O técnico deve conhecer os artefatos mais comuns que podem atrapalhar a captação dos sinais de EEG. As orientações, citadas anteriormente, quanto ao preparo do ambiente e do couro cabeludo são feitas na tentativa de reduzir os artefatos, embora não sejam garantia de que o exame não sofrerá outras interferências.

No caso de artefato contínuo, gerado pela ventilação mecânica, diante da impossibilidade de eliminar tal artefato, pode-se confirmar esta interferência desconectando o ventilador, por curto período de tempo (inferior a 10 segundos), na presença do médico assistente. Todas as manobras devem ser devidamente registradas. Nas situações em que, mesmo utilizando todas as estratégias, não for possível reduzir os artefatos, o técnico deve fazer as anotações, explicando as possíveis interferências captadas.

9. **Teste de reatividade**

Consiste em realizar estímulos somatossensitivos (estímulo doloroso como fricção esternal, compressão de falange etc.), auditivos (chamar o nome, palmas etc.) ou visuais (abertura passiva dos olhos, estimulação luminosa intermitente etc.). Cada serviço deve padronizar qual estímulo será realizado durante o exame. É função do técnico registrar o tipo de estímulo e o momento em que foi realizado.

Por fim, cumpre enfatizar que o profissional designado para realizar exames do protocolo de ME deve, antes de tudo, ser um técnico experiente e que tenha um treinamento específico em ME. Idealmente o treino deve ser supervisionado por um médico neurofisiologista clínico, com registro de qualificação de especialista em Neurofisiologia Clínica no Conselho Regional de Medicina. Todas as etapas de execução do EEG no protocolo de ME deverão ser acompanhadas, de forma presencial ou remota, pelo médico responsável pelo laudo.

O eletroencefalograma (EEG) utilizado para determinação de morte encefálica apresenta algumas peculiaridades, que tornam o seu preparo e execução desafiadores para o técnico, não somente por ser realizado em ambiente de cuidados intensivos, mas também por estar sujeito a maiores interferências externas, haja vista os critérios de aquisição do exame, que permite amplificar a voltagem do traçado. O Quadro 18-1 mostra um comparativo entre o EEG convencional de rotina e o EEG na ME.

Pontos-Chave

- O técnico designado para realizar EEG no protocolo de ME deve receber treinamento específico por um neurofisiologista devidamente habilitado.
- Os eletrodos serão posicionados conforme o SI 10-20. Devem ser acrescentados eletrodos adicionais na mão e precórdio.
- Na tela do monitor, deve-se selecionar a montagem padrão para ME, com distância dupla intereletrodos (mínima de 10 cm).
- Deve-se realizar teste de integridade do sistema e reatividade aos estímulos.
- A utilização do filtro de entalhe de 60 Hz deve ser cuidadosa e reservada para as situações em que não seja possível eliminar os artefatos.
- Todas as etapas de execução do EEG no protocolo de ME deverão ser acompanhadas, de forma presencial ou remota, pelo médico responsável pelo laudo.

BIBLIOGRAFIA

Conselho Federal de Medicina. Resolução CFM No 2.173/17, de 23 de novembro de 2017. Define os critérios do diagnóstico de morte encefálica. Diário Oficial da União, seção 1, Brasília, DF, p. 274-276, 15 de dezembro de 2017. Disponível em: https://sistemas.cfm.org.br/normas/visualizar/resolucoes/BR/2017/2173. Acesso em 25 de junho de 2022.

Luccas FJC, Braga NIO, Silvado CES. Recomendações técnicas para o registro do eletrencefalograma (EEG) na suspeita da morte encefálica. Arquivos de Neuropsiquiatria 1998;56(3B):697-702.

Montenegro MA, Cendes F, Guerreiro MM, Guerreiro CAM. EEG na prática clínica: EEG na morte encefálica. 3. ed. Rio de Janeiro: Editora Thieme Revinter; 2018. 408 p.

Schomer DL, Silva Fernando HL. Niedermyer's electroencephalography; basic principles, clinical applications, and related fields. 7th ed. Philadelphia: Lippincott Williams & Wilkins; 2018.

POLIGRAFIA NEONATAL

CAPÍTULO 19

Tayrine da Silva Gonçalves
Paulo Emidio Lobão Cunha

O registro eletroencefalográfico é uma importante ferramenta para avaliação do processo maturacional cerebral do recém-nascido (RN), especialmente após os recentes avanços nos cuidados intensivos neonatais, que permitiram a sobrevivência de bebês extremamente prematuros e, por isso, mais vulneráveis a eventos neurológicos. No entanto, trata-se de uma faixa etária que apresenta um grande desafio técnico na sua análise, não somente pela dificuldade na diferenciação das crises dos demais movimentos que o recém-nascido apresenta, mas também pelas mudanças que ocorrem na atividade elétrica cerebral ao longo das primeiras semanas de vida.

Sendo assim, a poligrafia neonatal representa uma avaliação mais completa, pois consiste no registro da atividade elétrica cerebral associado ao registro de outras variáveis, como a atividade da musculatura do queixo, dos movimentos dos olhos, dos movimentos respiratórios (do abdômen, do tórax e da respiração nasal) e da atividade elétrica cardíaca. Durante a poligrafia, o paciente realiza o eletroencefalograma (EEG) simultaneamente com eletro-oculograma, eletromiograma submentoniano, eletrocardiograma e cinta abdominal, acrescentada a possibilidade de videomonitoração e de outros parâmetros adicionais.

CONCEITOS BÁSICOS

Antes de aprendermos mais sobre a realização do exame, é interessante que o técnico compreenda a relevância dos dados que precisam ser registrados a respeito do paciente, como a idade, o estado de consciência e possíveis intercorrências relacionadas com o período de realização do exame.

Idade do Paciente

É imprescindível que o técnico registre adequadamente a idade do RN, pois a atividade elétrica cerebral de um recém-nascido de 28 semanas de gestação é bastante distinta daquele que nasceu com 40 semanas, devido ao intenso processo maturacional no qual o cérebro é submetido. Sendo assim, temos dois conceitos para serem registrados:

- *Idade gestacional (IG):* número de semanas desde o primeiro dia do último ciclo menstrual da mulher até a data do nascimento do RN.
- *Idade gestacional corrigida (IGC):* a idade gestacional do nascimento somada ao número de dias ou semanas de vida do RN no dia da realização do exame.
- *RN a termo:* RN nascido após 37 semanas de gestação.
- *RN pré-termo ou prematuro:* RN nascido antes de 37 semanas de gestação.

Agora, vamos a um exemplo clássico: temos um paciente nascido no dia 01/01/2022, com IG de 37 semanas e realizou o exame no dia 12/01/2022, ou seja, com 11 dias (ou 1 semana e 4 dias de vida). Sendo assim, na data do exame, o RN apresentava uma IGC de 38 semanas e 4 dias.

O técnico não precisa saber efetuar o cálculo da idade gestacional corrigida, mas deve registrar adequadamente a IG ao nascimento, bem como a data do nascimento (ou a idade cronológica exata do paciente).

Estados Comportamentais

A identificação dos estados de vigília e sono é fundamental para a adequada análise do EEG neonatal. Mesmo com a presença de dispositivos que favoreçam o reconhecimento destes estados, como câmeras e sensores de respiração, o reconhecimento visual e a anotação dos estados comportamentais pelo técnico são ainda de maior relevância.

Os estados comportamentais desenvolvem-se gradualmente e, para considerar que determinado estado esteja presente, as características dele devem estar presentes por pelo menos um minuto. Em uma idade inferior a 26 semanas, apenas os estados de repouso e agitação podem ser distinguidos. Após essa idade, a vigília é caracterizada por agitação ou por olhos abertos. A partir de 32 semanas de idade gestacional corrigida, também é possível observar respiração irregular e movimentos espontâneos dos membros e do corpo durante esse estado.

No sono, dois estados principais podem ser distinguidos: sono ativo e sono quieto. Nos períodos em que os parâmetros são discordantes, categorizamos como sono indeterminado ou transicional (Quadro 19-1). No sono ativo, a partir de 28 a 32 semanas de idade gestacional corrigida, observa-se que o RN apresenta olhos fechados, períodos intermitentes de movimentos oculares rápidos (*rapid eye movement* ou REM), respiração irregular e movimentos corporais. Já o sono quieto é clinicamente caracterizado por olhos fechados, ausência de REM, respiração regular e movimentos corporais escassos (exceto por atividade ocasional de sucção ou mioclonias fisiológicas).

Quadro 19-1. Características dos Estados Comportamentais

Vigília	Olhos abertos, respiração irregular e movimentos espontâneos dos membros e do corpo
Sono ativo	Olhos fechados, períodos intermitentes de movimentos oculares rápidos (REM), respiração irregular com algumas pausas e movimentos corporais de contorção, careteamento e sucção
Sono quieto	Olhos fechados, ausência de REM, respiração regular, mais lenta e profunda e movimentos corporais escassos

Sabe-se que o sono no RN é iniciado pelo sono ativo, que pode ser longo em alguns indivíduos, mas as anormalidades eletroencefalográficas são mais frequentes no sono quieto. Dessa forma, a duração ideal de gravação necessária para adquirir um ciclo de sono completo é de, aproximadamente, 30 a 50 minutos para recém-nascidos com idade inferior a 35 semanas e 60 a 70 minutos para recém-nascidos a termo. No geral, a duração mínima recomendada é de 45 minutos.

O técnico de EEG não precisa saber distinguir entre os estados de sono ativo e quieto, mas deve estar atento e registrar as mudanças no ciclo sono-vigília, identificadas principalmente pelo predomínio de olhos fechados ou abertos em cada período e pela intensidade da movimentação corporal espontânea.

Artefatos

Assim como no EEG normal, o reconhecimento dos artefatos, ou até mesmo a anotação de situações que podem afetar a interpretação do exame, deve ser prontamente registrado.

Inicialmente, é muito comum encontrar anormalidades no crânio ou couro cabeludo do recém-nascido, como deformidades ósseas, cavalgamento de suturas e edema de pele e subcutâneo. Tais alterações podem simular artefatos que, se não sinalizados, podem fazer com que o médico interprete de forma equivocada esses achados como se fossem assimetrias na atividade elétrica cerebral.

Os artefatos produzidos por movimentos respiratórios, movimentos oculares e corporais, atividade cardíaca (eletrocardiograma ou pulso), posicionamento da cabeça e o mau contato do eletrodo podem-se assemelhar a ondas lentas. Além disso, os artefatos também podem simular ondas agudas e espículas, como aqueles relacionados com contato inadequado do eletrodo (*pop*), atividade muscular e movimentos orobucolinguais (sucção, soluço e eructação), interferências de bombas de infusão, ventilador, telefones celulares e outros aparelhos eletrônicos do ambiente.

Existem também os artefatos que imitam atividade generalizada paroxística e/ou sustentada e costumam ser decorrentes de movimentação de balanço ou tapinhas no RN, balanço de cabos dos eletrodos, sudorese e interferência de corrente elétrica (60 Hz).

Existem algumas observações especiais quanto aos artefatos no período neonatal:

A) *Artefatos de sucção*: são rítmicos e compostos por atividade rápida de origem muscular sobreposta a ondas lentas nas faixas teta e delta. A sucção só ocorre a partir de 28 semanas.

B) *Artefatos de balanço*: são ondas lentas rítmicas na frequência do balanço e podem "evoluir" se a frequência do balanço for alterada pelo acompanhante, simulando uma crise eletrográfica. Por isso, deve-se informar se a criança está no colo dos pais ou se está sendo balançada.

C) *Artefatos oculares*: são ondas lentas nas regiões frontais; contudo, são raros em bebês a termo e ausentes nos prematuros, devida à amplitude muito baixa do campo elétrico retinocorneano nessa idade.

D) *Artefatos "úteis"*: são aqueles dos quais se pode tirar alguma vantagem durante a análise do exame e alguns são utilizados como um índice de movimento, como: artefatos musculares no canal de ECG, quando os eletrodos estiverem alocados nos membros (para registro do pulso), podendo-se inferir movimentação distal do paciente e ajudar a diferenciar movimentos clônicos dos tremores.

Dessa forma, o técnico deve registrar todo e qualquer evento que ocorra durante a realização do exame, como, por exemplo: movimentações, aproximação de terceiros, abertura e fechamento ocular, soluços, movimentos mastigatórios e se o bebê estiver sendo alimentado ou balançado. O Quadro 19-2 resume todos os dados que devem ser registrados pelo técnico.

Quadro 19-2. Dados que Devem Ser Registrados pela Equipe Técnica

- Identificação e data de nascimento
- Idade gestacional do nascimento (ou idade gestacional corrigida em relação ao dia do exame)
- Medicações em uso que apresentem ação no sistema nervoso central (p. ex.: sedativos, hipnóticos, ansiolíticos, anestésicos e fármacos anticrise)
- Presença de hipotermia durante o registro (temperatura: se é espontânea ou induzida e duração)
- Mudanças clínicas que têm o potencial de afetar a função cerebral (p. ex., instabilidade hemodinâmica repentina, mudanças rápidas na função respiratória ou insuficiência cardiorrespiratória)
- Mudanças de estado comportamental (vigília sono)
- Artefatos identificados
- Possíveis sinais clínicos de crise epiléptica ou apneia

MÉTODO DE REGISTRO

A poligrafia neonatal deve ser realizada de forma cuidadosa, manipulando o mínimo possível o RN e agindo com precaução em relação a pele, que costuma ser mais sensível. Preferencialmente, o registro deve acontecer em um ambiente pouco iluminado, tranquilo e sem ruídos.

Eletroencefalograma

Em relação ao conjunto de eletrodos para o segmento cefálico, pode-se admitir uma versão reduzida, diante do pequeno tamanho da cabeça dos RN, especialmente os prematuros. Quando utilizada, a versão reduzida é a preconizada pela Federação Internacional de Neurofisiologia Clínica (IFCN), seguindo o Sistema Internacional 10-20 para colocação de eletrodos modificado para neonatos, com os seguintes eletrodos sugeridos como mínimos: Fp1, Fp2, C3, Cz, C4, T3, T4, O1, O2. Posições frontais alternativas aceitáveis na versão reduzida são Fp3 e Fp4 (em vez de Fp1 e Fp2), que estão a meio caminho entre as posições Fp1 e F3 e Fp2 e F4, respectivamente. Se possível, dois eletrodos adicionais são recomendados na linha média (Fz e Pz), totalizando 11 eletrodos (Fig. 19-1).

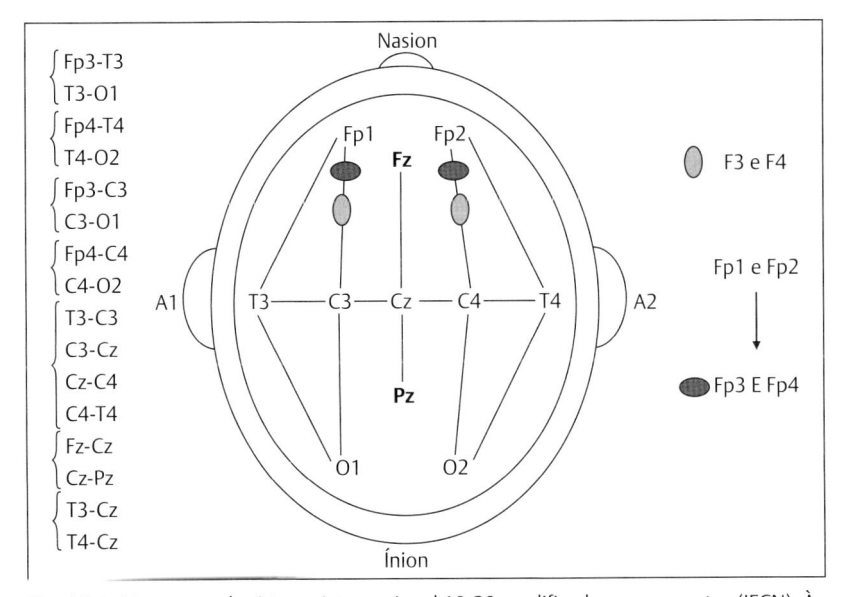

Fig. 19-1. Montagem do sistema internacional 10-20 modificado para neonatos (IFCN). À esquerda, seguem as montagens longitudinal e transversal, respectivamente.

Em relação aos eletrodos auriculares de referência, se os lóbulos das orelhas forem muito pequenos, os eletrodos A1 e A2 podem ser relocados nas mastoides e serem designados M1 e M2. Um eletrodo de aterramento adicional é sempre usado, de preferência geralmente posicionado na linha média frontal (Fpz). Um segundo eletrodo de aterramento às vezes é útil no ambiente de Unidade de Tratamento Intensivo.

A medição do segmento cefálico para o posicionamento dos eletrodos também é importante no período neonatal. Dispensa-se tal recomendação apenas se for clinicamente impossível ou indesejável manipular a cabeça da criança. Se os eletrodos precisarem ser reposicionados devido a cateteres intravenosos, parafusos de compressão, abaulamentos no couro cabeludo, entre outras alterações, os eletrodos homólogos contralaterais devem ser reposicionados da mesma forma e o técnico deve registrar tal modificação.

Tradicionalmente, a velocidade de registro do EEG neonatal é de 15 mm/s. Além disso, recomenda-se constante de tempo de 0,27-0,53 segundo (em geral, 0,3 segundo) e filtro de baixa frequência de 0,3-0,6 Hz (em vez de 1 Hz), devida à maior quantidade de ondas lentas presentes nesta faixa etária. Os demais parâmetros são os mesmos para as demais faixas etárias: filtro de alta frequência de 70 Hz e sensibilidade de 7-10 µV. A estimulação fótica repetitiva raramente apresenta importância clínica em RN e, portanto, não é recomendada.

Eletromiograma Ocular

Os movimentos oculares podem ser registrados por eletromiograma ocular ou eletro-oculograma (EOG). Tais eletrodos devem ser independentes e não tem qualquer relação com os eletrodos Fp1 e Fp2 do EEG. São posicionados dois eletrodos, um 0,5 cm acima do canto externo de um dos olhos e o segundo 0,5 cm abaixo do canto externo do outro olho (Fig. 19-2). Para aquisição do canal de registrado, cada um dos eletrodos é referenciado com um dos eletrodos auriculares.

Eletromiograma Mentoniano

O eletromiograma mentoniano (EMG) é composto por eletrodos semelhantes ao que se utiliza no EEG, que são fixados sob o queixo, cada um deles a 1,5 cm da linha média. Irão detectar a atividade muscular da região submentoniana (Fig. 19-2). A detecção dos movimentos fornece informações sobre a atividade motora e corrobora com a identificação de artefatos.

Eletrocardiograma

O eletrocardiograma (ECG) fornece informações sobre o ritmo cardíaco e permite a identificação de artefatos dos batimentos cardíacos no EEG. Podem ser utilizados eletrodos semelhantes aos utilizados no EEG (Fig. 19-2).

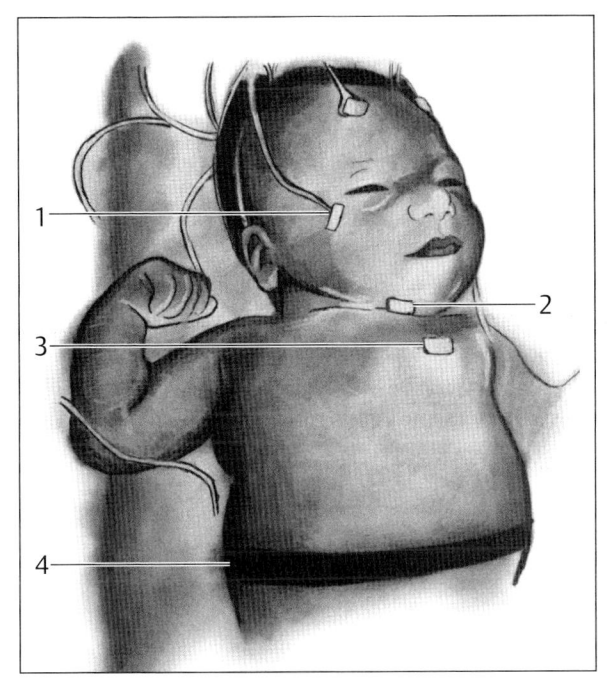

Fig. 19-2. Esquematização da montagem dos eletrodos extracerebrais. *1.* EOG; *2.* EMG; *3.* ECG; *4.* cinta abdominal.

Cinta Abdominal ou Torácica

O registro da respiração é um parâmetro bastante importante, principalmente, para detecção de pausas respiratórias e estudo da apneia no RN. Como a respiração no RN é predominantemente abdominal, a cinta de respiração deve ser colocada preferencialmente neste sítio, a 2 cm acima da cicatriz umbilical (Fig. 19-2). No entanto, a avaliação também é possível utilizando-se eletrodos para registro, sendo que estes devem ser colocados a 2 cm de distância entre si.

Pontos-Chave

- Poligrafia neonatal representa o registro simultâneo da atividade elétrica cerebral associado a outras variáveis, como atividade muscular e dos movimentos respiratórios, juntamente com a atividade elétrica cardíaca.
- Existe uma montagem modificada do SI 10-20, com número reduzido de eletrodos, alterada para neonatos.

- É fundamental o registro da idade gestacional do bebê ao nascimento, bem como a data do nascimento (ou a idade cronológica exata do paciente).
- É importante que o profissional esteja atento para anotar as condições do couro cabeludo e as mudanças no ciclo sono-vigília, identificadas principalmente pelo predomínio de olhos fechados ou abertos em cada período e pela intensidade da movimentação corporal espontânea.
- Todo e qualquer evento, como movimentações, aproximação de terceiros, abertura e fechamento ocular, soluços, movimentos mastigatórios e se o bebê estiver sendo alimentado ou balançado, e possíveis sinais clínicos de crise epiléptica ou apneia, deve ser prontamente registrado.
- O técnico deve informar quanto à presença de hipotermia durante o registro (temperatura: se é espontânea ou induzida e duração).

BIBLIOGRAFIA

Kuratani J, Pearl PL, Sullivan L, Riel-Romero RMS, Cheek J, Stecker M, et al. American Clinical Neurophysiology Society Guideline 5: Minimum technical standards for pediatric electroencephalography. J Clin Neurophysiol 2016;33(4):320-3.

Libenson MH. Eletroencefalografia: abordagem prática. Rio de Janeiro: DiLivros; 2010.

Mizrahi EM, Hrachovy RA. Atlas of neonatal electroencephalography. 4th ed. New York: Springer Publishing Company; 2015.

Montenegro MA, Cendes F, Guerreiro MM, Guerreiro CAM. EEG na prática clínica. 3. ed. Rio de Janeiro: Thieme Revinter; 2018.

Seeck M, Koessler L, Bast T, Leijten F, Michel C, Baumgartner C, et al. The standardized EEG electrode array of the IFCN. Clinical Neurophysiology 2017;128(10):2070-7.

Shellhaas RA, Chang T, Tsuchida T, Scher MS, Riviello JJ, Abend NS, et al. The American Clinical Neurophysiology Society's Guideline on Continuous Electroencephalography Monitoring in Neonates. J Clin Neurophysiol 2011;28(6):611-7, 2011.

Tsuchida TN, Wusthoff Courtney J, Shellhaas RA, Abend NS, Hahn CD, Sullivan JE, et al. American Clinical Neurophysiology Society standardized EEG terminology and categorization for the description of continuous EEG monitoring in neonates: report of the American Clinical Neurophysiology Society critical care monitoring committee. J Clin Neurophysiol 2013;30(2):161-73.

INFORMAÇÕES BÁSICAS SOBRE O VIDEOELETROENCEFALOGRAMA

CAPÍTULO 20

Paulo Emidio Lobão Cunha
Lisiane Seguti Ferreira

INTRODUÇÃO

Embora o eletroencefalograma (EEG) seja um exame bastante útil na investigação diagnóstica das crises epilépticas, muitas vezes o tempo de registro é insuficiente para captar alterações. Da mesma forma, as crises descritas pelos pacientes podem não ocorrer durante um registro padrão de EEG, mesmo num exame ambulatorial prolongado. Então, surgiu a necessidade de monitorização eletrográfica de longa duração, a fim de aumentar a sensibilidade do EEG e permitir uma caracterização mais fidedigna das crises.

O registro eletroencefalográfico foi desenvolvido por Hans Berger em 1929, mas somente em 1976, que foi feita a associação do EEG com a monitorização por vídeo, em pacientes, candidatos à cirurgia de epilepsia. Para se ter uma ideia, o traçado eletrográfico era registrado em papel e, consequentemente, era analisado separadamente do vídeo. Com o desenvolvimento do registro digital, chegamos até os dias atuais, em que o videoeletroencefalograma (VEEG) representa uma importante ferramenta na abordagem diagnóstica e terapêutica das crises epilépticas.

O QUE É O VEEG?

O VEEG é o registro simultâneo do EEG e do comportamento clínico. É muito mais do que um EEG associado a um registro de vídeo, mas sim uma constante monitorização sincronizada, com registro contínuo da atividade elétrica cerebral e supervisão médica, o que possibilita elucidar um distúrbio paroxístico assistido e relatado por familiares ou pelo paciente determinando assim, a sua natureza, como também fornecendo informações valiosas para uma melhor terapêutica. O sistema de vídeo permite a visualização repetida da sequência clínica e comparações por meio da gravação dos episódios. Seu tempo de avaliação é variável, mas frequentemente mais longo do que o EEG convencional, com necessidade de internação na maioria das vezes. Na década de 1990, o tempo médio de realização do VEEG era de 10 a 16 dias. Atualmente, com o desenvolvimento tecnológico, o tempo médio varia entre 3 a 7 dias.

Como é necessária a supervisão do paciente e de seu registro por longos períodos, as unidades de VEEG normalmente estão inseridas em hospitais, compostas por equipe médica e de enfermagem capacitadas nos cuidados dos pacientes com epilepsia. Em casos selecionados, existe a possibilidade de realização do VEEG, ambulatorialmente, com duração de até 12 horas.

INDICAÇÕES DO EXAME

Por ser um procedimento em regime hospitalar, o VEEG é um exame de elevado custo, o que dificulta o seu acesso e aumenta o critério na indicação do exame. As principais indicações são:

A) **Diagnóstico diferencial entre distúrbios paroxísticos de natureza epiléptica daqueles de natureza não epiléptica** tais como: síncopes, arritmias cardíacas, distúrbios do sono e distúrbios psiquiátricos (crises psicogênicas), dentre outros. Em torno de 20% dos pacientes, que são submetidos ao VEEG, não tem epilepsia;

B) **Classificação de crises e definição de síndromes epilépticas**, auxiliando para uma melhor estratégia terapêutica para o paciente;

C) Avaliação dos casos de **epilepsia refratária** ao tratamento medicamentoso, tanto do ponto de vista quantitativo (número) quanto qualitativo (resposta a um fármaco em específico);

D) **Avaliação pré-cirúrgica**, que dentre todas, é a principal indicação. O exame é necessário para definir a origem das crises, em paciente sabidamente com epilepsia, com o intuito de avaliar um possível tratamento cirúrgico.

ORIENTAÇÕES AO PACIENTE SOBRE O EXAME

Assim como no EEG, o principal elo entre o paciente e o exame, é o técnico e algumas orientações devem ser realizadas antes da internação hospitalar. As orientações gerais do EEG de rotina deverão ser mantidas, como a lavagem do cabelo e couro cabeludo, evitar uso de cremes e géis, desfazer penteados e não suspender as medicações, conforme orientação médica. No entanto, existem algumas informações adicionais que devem ser repassadas aos pacientes:

A) Orientar ao paciente para levar roupas folgadas, itens de higiene pessoal, medicamentos em uso e objetos para se distrair. É importante alertar ao paciente para levar roupas que não o exponha diante da filmagem no vídeo.

B) Levar um acompanhante que tenha presenciado e/ou que possa caracterizar bem as crises do paciente. Exceto em situações especiais, no caso de crianças e adolescentes, idosos, portadores de deficiência ou por indicação médica, o paciente fica sozinho na sala de VEEG.

Logo abaixo, no Quadro 20-1, segue um modelo de orientações a ser entregue pelo serviço de VEEG aos pacientes que serão submetidos ao procedimento:

Quadro 20-1. Orientações para o Paciente

O videoeletroencefalograma é um procedimento não invasivo ou doloroso. Consiste no registro simultâneo da atividade elétrica cerebral e do registro em vídeo do comportamento clínico, em que o paciente é mantido em constante monitorização, com registro contínuo e supervisão médica
Com este exame, o médico obtém um panorama completo que permite identificar se o paciente apresenta algum sinal de natureza epiléptica ou não, assim como para melhor caracterização das crises, da epilepsia refratária e para avaliação pré-cirúrgica de pacientes com epilepsia
O exame consiste na colocação padronizada de vários eletrodos metálicos, aderidos à cabeça com um gel de colódio, o que possibilita um maior tempo de permanência do eletrodo no couro cabeludo. O tempo do procedimento é variável, de acordo com a indicação médica, e realizado em regime hospitalar. Para que se obtenha um exame de boa qualidade, é importante que o paciente siga as seguintes recomendações:

1. Lavar a cabeça no dia anterior, de preferência com sabão de coco ou xampu neutro. Não usar cremes ou condicionador. Vir com a cabeça totalmente seca no dia da internação, com cabelos soltos, sem qualquer adereço ou penteados
2. Não interromper a medicação já em uso, exceto se houver indicação médica
3. O paciente deve se alimentar normalmente, não necessitando de jejum
4. O paciente deve trazer os seguintes itens: roupas leves e folgadas, mas que não o exponha durante a gravação por vídeo; itens de higiene pessoal e objetos para se distrair durante a monitorização
5. Recomenda-se um acompanhante que tenha presenciado e/ou que possa descrever as crises do paciente
6. Se houver qualquer intercorrência clínica, como infecção, comunicar o seu médico para remarcação do procedimento

O USO DO COLÓDIO

Existem particularidades técnicas entre o VEEG e o exame de rotina. Uma das que merece destaque é a colagem dos eletrodos. Por se tratar de um exame mais prolongado e duradouro, o procedimento não é feito com pasta condutora, mas sim com gel condutor da solução de colódio (Fig. 20-1). Trata-se de uma solução viscosa de nitrocelulose em álcool e éter que apresenta uma maleabilidade, sendo útil para manter curativos no exato local e, no caso do VEEG, o eletrodo. Este tipo de fixação tem sido considerado o mais confiável para a realização do VEEG, sobretudo quando comparado à pasta condutora convencional.

A colagem é feita de forma bastante simples, utilizando a mesma disposição dos eletrodos no EEG convencional, ou seja, seguindo o sistema internacional 10-20 e, a depender da indicação, o sistema 10-10. Por meio de uma seringa, a substância é injetada através de um orifício existente na superfície do eletrodo, mais precisamente no centro da concha, permitindo uma melhor fixação, pois o colódio cria uma fina película aderente à pele.

O técnico deve ter bastante cuidado na manipulação da solução de colódio, pois se trata de uma substância inflamável e tóxica, em especial quando inalada e, portanto, alguns procedimentos de segurança devem ser respeitados. A sala, onde for feita a colagem dos eletrodos deverá ter um sistema de purificação de ar, para evitar a persistência dos gases tóxicos no ambiente fechado. É importante também, que a quantidade de colódio colocada no eletrodo, seja mínima, apenas o suficiente para garantir a aderência do eletrodo no couro cabeludo. Quanto ao armazenamento, a solução de colódio deve ser conservada em frasco hermeticamente fechado, em local bem ventilado, protegido da luz e umidade, em temperatura de 23°C a 25°C. A remoção do colódio é feita com uma solução removedora, que é uma mistura específica de acetato de etila, álcool e isopropanol. Com sua taxa de evaporação lenta, ele deixará menos (se houver) resíduo de colódio. Após a retirada, deve-se limpar o couro cabeludo com xampu ou sabão neutro.

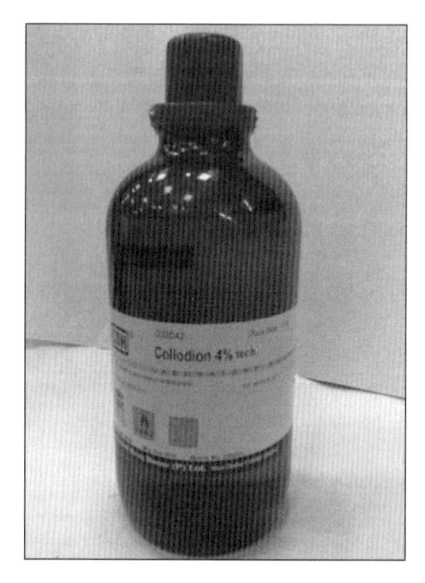

Fig. 20-1. Frasco de solução de colódio.

CARACTERÍSTICAS TÉCNICAS DO EXAME

Além do tempo de internação, dos cuidados no uso de solução de colódio, existem outros aspectos do VEEG, que devem ser destacados:

A) O paciente permanecerá em **leito hospitalar**. Serão aferidos sinais vitais, será feita prescrição médica, especificando dieta e medicamentos, em horários previamente estabelecidos. O técnico deverá auxiliar o paciente nas suas necessidades básicas, como alimentação, higienização etc..

B) Idealmente, devem ser utilizados eletrodos de escalpo, banhados a ouro, a fim de evitar a ocorrência de lesão no couro cabeludo, já que o tempo de uso é maior.

C) Em alguns serviços, existem outros dispositivos, que substituem os eletrodos de escalpo convencionais, constituídos por um conjunto de acessórios e eletrodos (easycap® ou eletrocap®), que nada mais é do que uma touca com eletrodos, específicos para registros de longa duração (Fig. 20-2). O couro cabeludo deve ser limpo, utilizando um cotonete embebido em uma substância alcoólica combinada com gel eletrolítico, por meio da abertura da toca na posição de fixação do eletrodo.

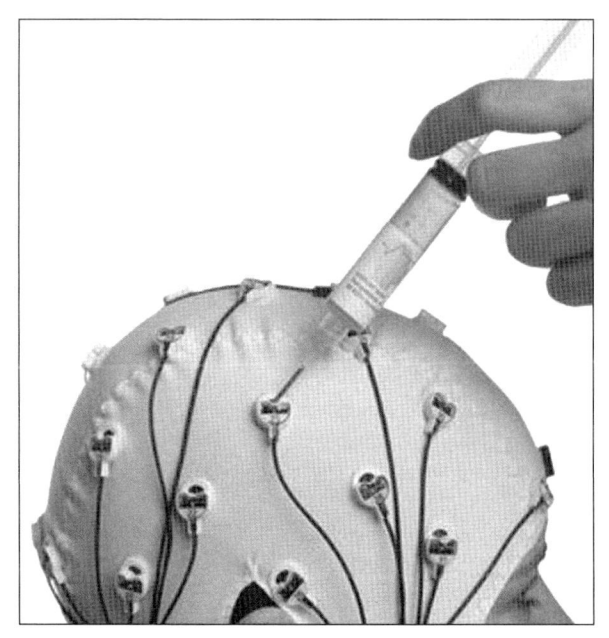

Fig. 20-2. Capacete com eletrodos e injeção de solução de colódio.

D) No VEEG, os fios dos eletrodos, geralmente são mais longos, visto que o paciente irá caminhar até o banheiro ou transitar pelo quarto. Após a colagem, é comum a **colocação de touca ou curativo em faixa envolvendo a cabeça do paciente**, pois evita o deslocamento ou até mesmo que os fios se embaracem, melhorando a aderência dos eletrodos e a qualidade técnica do registro, assim como evitando a queda dos eletrodos durante uma crise ou movimentação do paciente. No geral, é realizada a troca da faixa ou curativo a cada 24 horas.

E) Como o principal objetivo do exame é o registro das crises, é comum a equipe médica reduzir as medicações em uso, ou até mesmo suspendê-las, o que gera um risco adicional de crises epilépticas prolongadas e de maior morbidade. Portanto, é recomendável que o paciente permaneça com **acesso venoso** durante todo o período de monitorização, para evitar estado de mal epiléptico, assim como **a manutenção das grades do leito em posição elevada**, para proteger o paciente, enquanto ele estiver deitado.

F) É importante a realização dos **métodos de ativação**, que já foram discutidos em outro capítulo, a fim de favorecer a ocorrência de crises. Os métodos, que serão utilizados, serão definidos pela equipe médica assistente.

G) Em algumas unidades, fica disponível um **dispositivo de alarme (*push botton*)** para que o paciente ou o familiar acione, logo que iniciarem as crises, a fim de permitir o pronto reconhecimento da crise e o atendimento pelo grupo da enfermagem. É importante, nestes momentos, que tanto o acompanhante quanto a equipe assistente **evitem ficar à frente da câmera**.

CUIDADOS COM O PACIENTE NA UNIDADE

Mais uma vez, assim como no EEG, o técnico é a figura central na realização de um bom exame de VEEG. Além disso, o paciente permanecerá mais tempo sob os seus cuidados. Durante a realização do VEEG, é importante que o técnico:

A) Tenha constante atenção aos monitores – a fim de identificar quaisquer manifestações clínicas anormais, bem como garantir a qualidade do registro eletrográfico da crise;

B) Esteja atento quanto à ocorrência de artefatos que possam dificultar a interpretação do traçado;

C) Auxilie, sempre que possível, o paciente quando precisar ficar de pé, deambular e durante o banho. Para muitos pacientes, o fármaco anti-crise é suspenso e a chance de acidentes, durante uma crise epiléptica, fica bem maior;

D) Ao presenciar uma crise, evite ficar à frente da câmera e procure retirar o lençol ou cobertor, para que a filmagem da crise possa ser o mais informativa possível;

E) Teste o grau de alerta do paciente durante as crises para que se possa fazer uma classificação quanto ao comprometimento ou não da consciência.

Emita um comando que dispense a resposta verbal, como por exemplo – pedir para levantar o braço. Quando a consciência estiver preservada, deve-se questionar qual o tipo de sensação experimentada durante a crise. Peça para o paciente memorizar uma palavra, cor ou mostre um objeto, para que, após recuperação completa da crise, ele possa ser questionado. Isso é um artifício bastante útil para localização e lateralização das crises epilépticas do lobo temporal. Da mesma forma, teste a linguagem do paciente durante e após a crise, pedindo para nomear objetos, assim como repetir ou ler frases;

F) Forneça o suporte básico de assistência durante a crise e acione a equipe médica, caso a crise dure mais do que cinco minutos;

G) Registre tudo (crise, intercorrência ou medida terapêutica instituída) no prontuário, tanto para a sua segurança, quanto para a segurança do paciente.

Pontos-Chave

- O VEEG é um importante instrumento para a tomada de decisão nas cirurgias de epilepsia e na diferenciação entre crises epilépticas e não epilépticas.
- É um exame realizado em ambiente hospitalar, com duração média de três a sete dias, e requer um aparato especial, tanto na estrutura quanto no preparo do paciente, além de exigir conhecimento e treinamento técnico diferenciado.
- É fundamental que haja atenção e cuidado durante o uso e armazenamento do gel condutor de solução de colódio.
- O técnico deve sempre testar a fala e a preservação da consciência durante uma crise, além de fornecer o suporte básico de assistência, garantindo o acionamento da equipe médica, caso a crise se prolongue.
- A vigilância das crises epilépticas, com atenção constante aos monitores, e o registro, por escrito, de todas as intercorrências são fundamentais para a garantia de um VEEG confiável.

BIBLIOGRAFIA

American Electroencephalographic Society. Guideline twelve: guidelines for long-term monitoring for epilepsy. J Clin Neurophysiol 2008;25(3):170-80. 2008.

Erlichman M. Electroencephalographic (EEG) video monitoring. Health Technology Assessment Reports 1990;1(4):1-14.

Falco C, Sebastiano F, Cacciola L, Orabona F, Ponticelli R, Stirpe P, et al. Scalp electrode placement by EC2 adhesive paste in long-term video-EEG monitoring. J Clin Neurophysiol 2005;116(8):1771-3.

Ives JR, Thompson CJ, Gloor P. Seizure monitoring: a new tool in electroencephalography. Electroencephol Clin Neurophysiol 1976;41(4):422-7.

Rosenow F, Lüders H. Presurgical evaluation of epilepsy. Brain 2001;124(9):1683-700.

Yacubian EMT, Garzon E, Sakamoto AC. Vídeo-Eletrencefalografia: fundamentos e aplicação na investigação das epilepsias. São Paulo: Lemos Editorial; 1999. 214p.

Young B, Blais R, Campbell V, Covacich D, Demelo J, Leitch G, et al. Vapors from collodion and acetone in an EEG laboratory. J Clin Neurophysiol 1993;10(1):108-10.

Parte IV QUANDO PEDIR SOCORRO?

IDENTIFICANDO SITUAÇÕES DE ALERTA NO EEG

Paula Maria Preto Mimura
André Gustavo Fonseca Ferreira
Lisiane Seguti Ferreira

ASPECTOS RELACIONADOS COM O FUNCIONAMENTO DO APARELHO

O técnico em EEG é o profissional habilitado para realizar o exame com segurança e conhecimento e saber agir, com flexibilidade e eficiência, nos diferentes e desafiadores momentos, respeitando as diretrizes estabelecidas.

É fundamental que esteja sempre alerta quanto à correta utilização e cuidados de segurança ao operar um equipamento de EEG. Antes do primeiro uso de um eletroencefalógrafo, é recomendável que leia o manual e esteja atento às etiquetas integrantes da fonte de alimentação e do cabeçote, que sinalizam quanto a classificação, tipo de equipamento, componentes e suas características, número de série, identificação das conexões, indicação de funcionamento etc. O manual deve estar em local acessível para consultas e referências, tendo em vista que há marcações, símbolos e aspectos importantes que devem ser observados, não apenas na sua instalação, mas também na operação do equipamento.

O técnico precisa ter familiaridade quanto aos símbolos indicados no manual, sua descrição e definição. Existe, por exemplo, um símbolo internacional de segurança ("atenção, risco de choque elétrico" [ISO 3864]), representado por um raio no interior de um triângulo amarelo, que, quando ativado, indica que na região, ou local próximo, existe tensão perigosa entrando ou saindo. Deve conhecer os cabos de entrada, chaves liga/desliga, checar os conectores e avaliar se a chave seletora de tensão está compatível com a tensão da rede elétrica.

O equipamento não deve ser ligado antes que seja feita uma análise minuciosa da sua situação referente a cabos e conexões, verificando se todos estão conectados e funcionando adequadamente.

A fonte de alimentação e o cabeçote do equipamento têm proteção contra o choque elétrico, mas não têm proteção contra a penetração de água e não devem ser submetidos a nenhum método de desinfecção ou esterilização. A ocorrência de mínimos choques ao manusear o equipamento ou a referência pelo paciente de que os eletrodos estão provocando algum tipo de comichão ou outra sensação tátil, mesmo que sutil, deve ser motivo de pronta suspensão do exame, com acionamento imediato da equipe que presta o suporte técnico.

A continuidade de interferência de 60 Hz, em diferentes exames, mesmo após a identificação e correção de fatores comuns, deve alertar sobre a necessidade de revisão do sistema de aterramento do local onde está sendo realizado o exame.

São necessárias inspeções periódicas do equipamento, idealmente, pelo menos duas vezes ao ano. É função do técnico informar a data da última revisão e alertar quanto à proximidade de nova vistoria (manutenção preventiva).

O equipamento não deve ser utilizado caso se observe qualquer sinal visível de dano, o que requer uma manutenção corretiva.

ASPECTOS RELACIONADOS COM O TRAÇADO DE EEG

Além da coleta adequada sobre os dados clínicos do paciente e da habilidade na aquisição do traçado, o técnico deve aprender a reconhecer alguns padrões eletroencefalográficos e saber quando se reportar ao médico responsável pelo laudo.

À medida que vai adquirindo experiência, o técnico aprende a identificar os padrões normais do traçado em sono e vigília e as mudanças que podem ocorrer durante os métodos de ativação.

Há situações que exigem prontidão do técnico. A observação de uma alteração rítmica com alteração súbita da atividade de base e brusca mudança de amplitude do EEG são pistas para as anormalidades. Um exemplo é no reconhecimento de uma crise epiléptica, ou outro distúrbio paroxístico, que ocorra durante o exame. Em outras situações, a identificação de atividade "muito anormal", durante a aquisição do traçado, pede uma pronta iniciativa, no que diz respeito à necessidade de antecipação do laudo. Devem ser evitados comentários de ordem técnica ao paciente ou seus acompanhantes.

Apresentaremos, a seguir, alguns traçados que exigem o efetivo reconhecimento do técnico, que deve ser colocado em alerta e com rápida conexão com o médico neurofisiologista, a fim de agilizar a emissão do laudo.

Hipsarritmia

- É um padrão caótico, que consiste em ondas lentas, de elevada amplitude, irregulares, difusamente distribuídas, intercaladas por ondas agudas multirregionais. O traçado assemelha-se a um "amontoado de rabiscos" (Fig. 21-1).

IDENTIFICANDO SITUAÇÕES DE ALERTA NO EEG

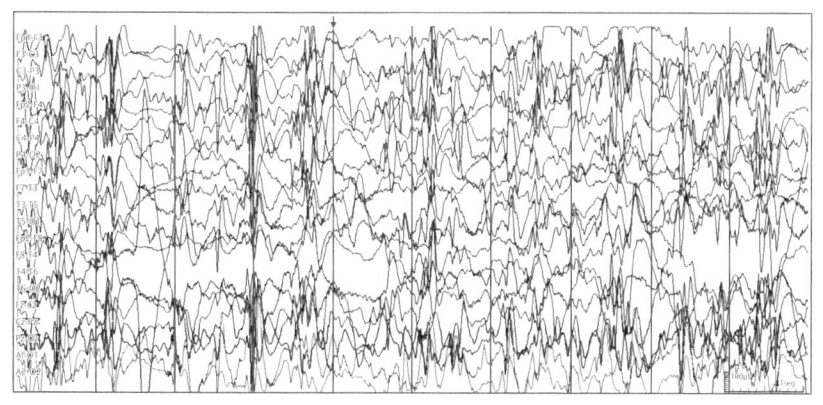

Fig. 21-1. Hipsarritmia.

- É geralmente observada em lactentes com a síndrome de West, uma síndrome grave da infância, que se caracteriza por espasmos infantis, atraso ou regressão do desenvolvimento neuropsicomotor. O reconhecimento precoce desta síndrome é crucial na boa evolução do paciente.

Padrão Surto – Supressão

- Padrão caracterizado por surtos de ondas lentas com ondas agudas, alternando com períodos de supressão (amplitude inferior a 10 μV), presente em mais de 50% do traçado. É como se o EEG "silenciasse" depois de um "pico" (Fig. 21-2).

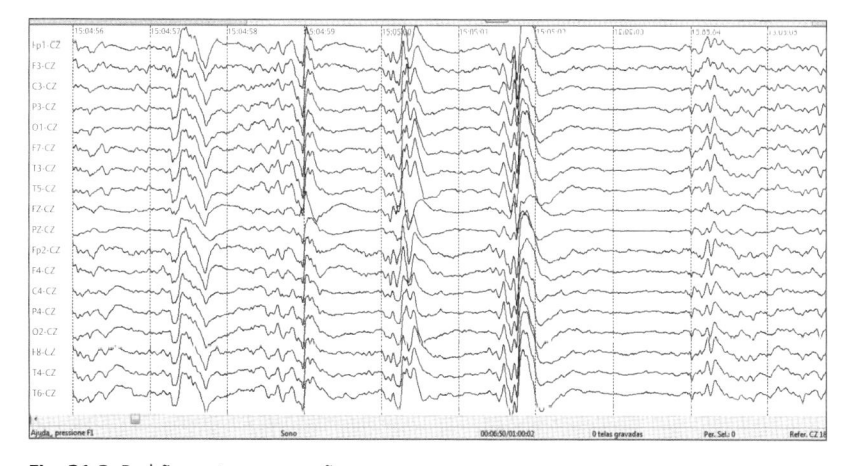

Fig. 21-2. Padrão surto – supressão.

- Pode ser observado em pacientes com síndrome de West (neste caso, sugere-se o termo "eletrodecremento", pois não chega a ser uma supressão [hipsarritmia modificada]), pacientes sob anestesia e pacientes com lesão cerebral, indicativo de prognóstico reservado.

Estado de Mal Elétrico durante o Sono (ESES)
- É um padrão caracterizado pela presença de espícula-onda contínua ou quase contínua durante o sono em mais de 85% do traçado. As descargas podem ser vistas durante a vigília, porém aumentam acentuadamente durante o sono (Fig. 21-3).
- É importante o técnico ficar atento se o EEG está "quase normal" durante a vigília e se as descargas ficam quase contínuas durante o sono, o que pode indicar ESES. O padrão também pode ocorrer sem que o paciente tenha epilepsia. O rápido reconhecimento é fundamental no prognóstico.

Padrão Observado na Síndrome de Lennox-Gastaut
- Padrão caracterizado por complexos de espícula-onda generalizados com duração lenta (Fig. 21-4).
- Em geral, estes pacientes já têm uma história de atraso e epilepsia refratária. Se não for o caso, acione o neurofisiologista.

Descargas Periódicas Generalizadas (GPD)
- GPDs são complexos generalizados de ondas agudas e ondas lentas, síncronos, periódicos ou quase periódicos que ocupam pelo menos 50% do registro (Fig. 21-5).

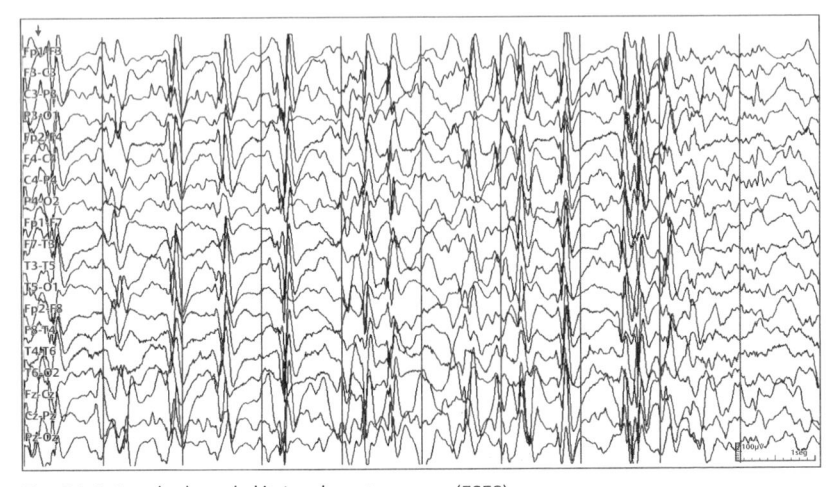

Fig. 21-3. Estado de mal elétrico durante o sono (ESES).

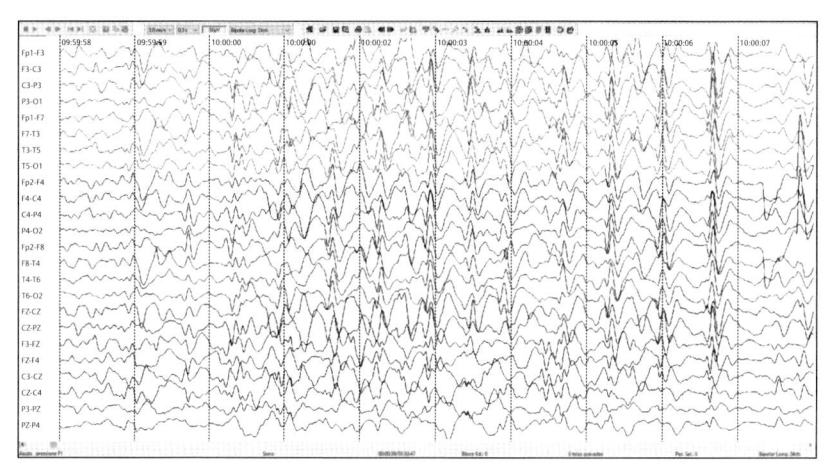

Fig. 21-4. Padrão observado na síndrome de Lennox-Gastaut.

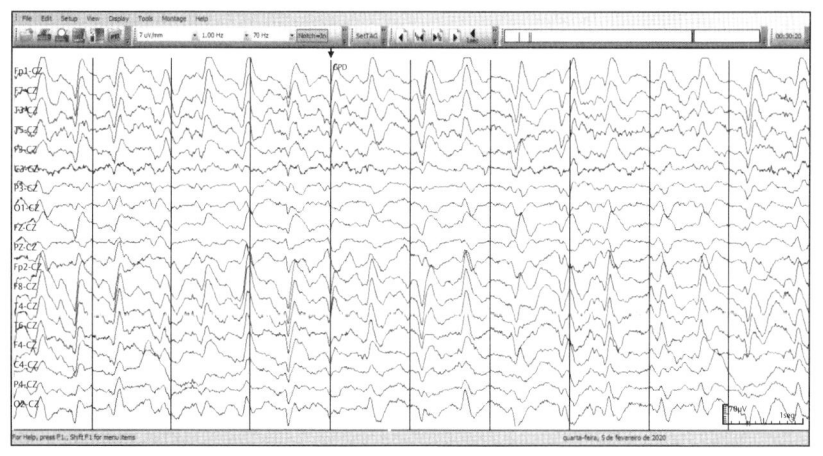

Fig. 21-5. Descargas periódicas generalizadas (GPD).

- É importante o técnico estar atento à ocorrência desse padrão, que ocorre, principalmente, em pacientes internados e denota um mau prognóstico.

Descargas Periódicas Bilaterais Independentes (BIPDs)
- BIPDs consistem-se em espículas que ocorrem de forma periódica e devem ocorrer em pelos 50% de um traçado de rotina. O traçado assemelha-se a pequenas estacas colocadas em fileira, separadas por curta distância (Fig. 21-6).

- Este padrão pode estar relacionado com alguma lesão intracraniana. A agilidade do técnico em reconhecer e avisar sobre este achado auxilia na etapa de investigação diagnóstica e na conduta

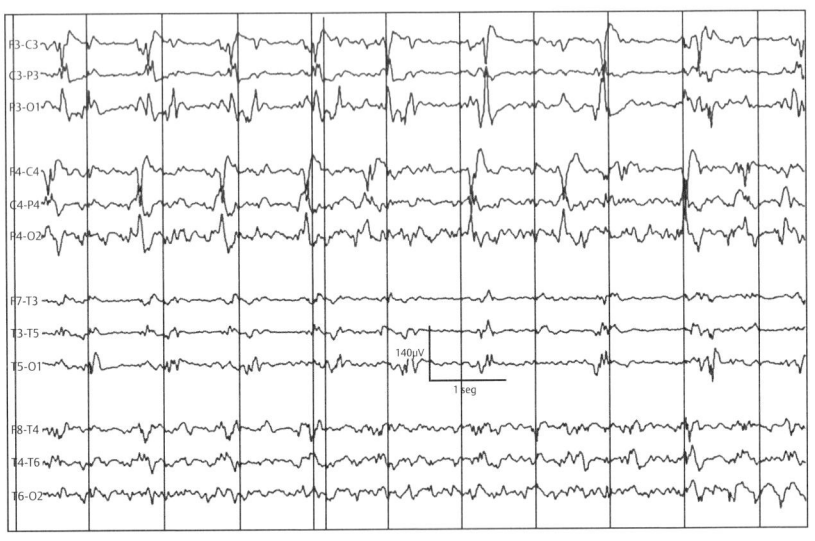

Fig. 21-6. Descargas periódicas bilaterais independentes (BIPDs).

Crise Eletrográfica Focal Occipital
- Padrão marcado por ritmicidade de ondas agudas entremeadas com ondas lentas. Esta atividade assemelha-se a pequenos "morros" que vão aumentando progressivamente de tamanho (Fig. 21-7).
- O técnico deve ficar atento, conversar com o paciente e/ou acompanhante, e observar e descrever se ele apresenta algum sinal clínico.

Crise Eletrográfica Focal Temporal
- Padrão marcado por ritmicidade de espículas, que ocorrem num vai e vem. Assemelham-se a estacas distribuídas em crescendo (Fig. 21-8).
- O técnico deve ficar atento, conversar com o paciente e/ou acompanhante, e observar e descrever se ele apresenta algum sinal clínico. Informar rapidamente ao médico neurofisiologista.

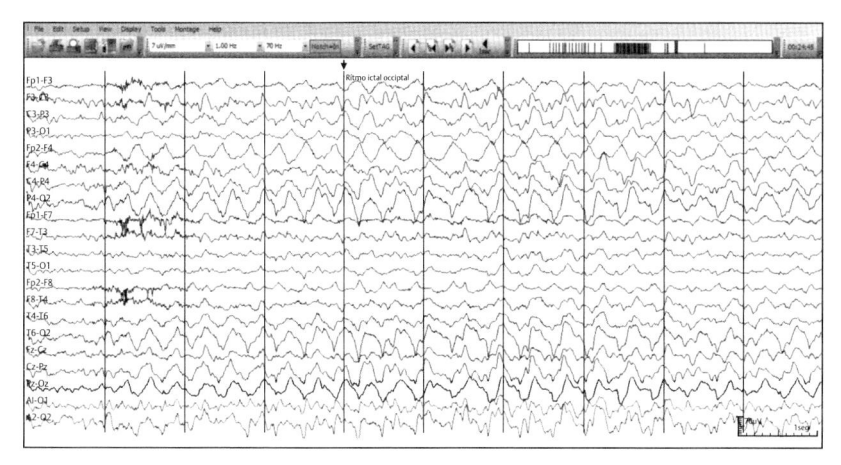

Fig. 21-7. Crise eletrográfica focal occipital.

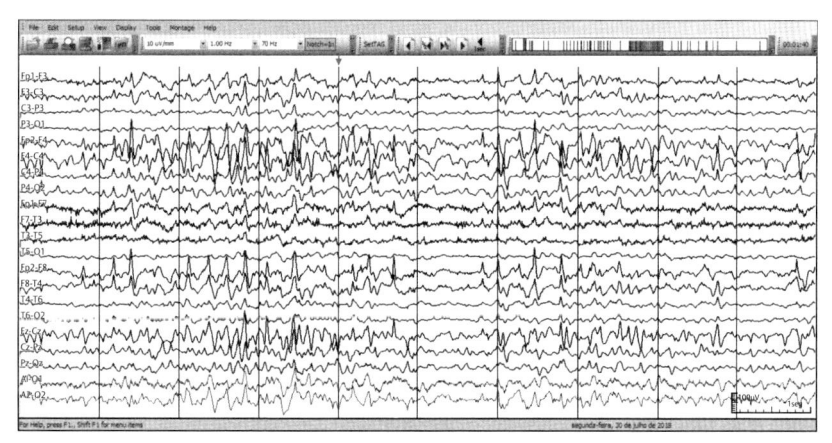

Fig. 21-8. Crise eletrográfica focal temporal.

Assimetria da Atividade de Base
- O EEG fica desigual em um lado comparativamente ao outro. Tal diferença pode se referir à amplitude, frequência ou morfologia das ondas (Fig. 21-9).
- Este achado pode significar uma lesão estrutural. Por isso, o técnico deve ficar atento, correlacionar com a história do paciente e informar ao médico o achado.

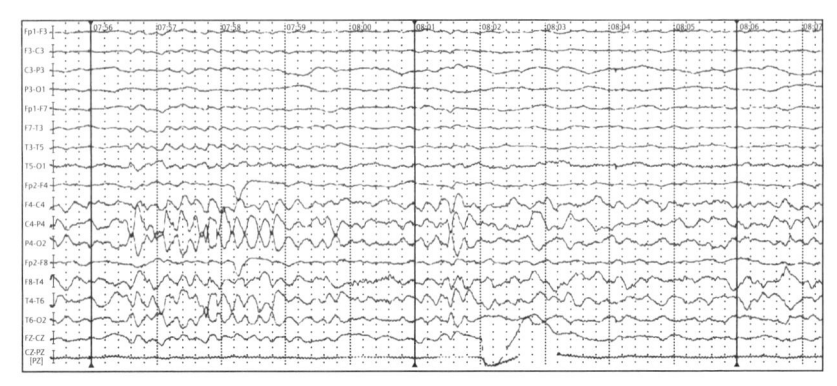

Fig. 21-9. Assimetria da atividade de base.

Pontos-Chave

- A boa formação do técnico não implica apenas no manuseio adequado do equipamento, na aquisição de um traçado de qualidade, mas também na coleta informativa dos dados do paciente e no reconhecimento de padrões eletrográficos, que exijam antecipação de conduta.
- O técnico precisa ter conhecimentos básicos sobre eletricidade e agir com presteza e rapidez ao reconhecer riscos para o funcionamento normal do aparelho, e estar atento quanto à necessidade de manutenção corretiva e preventiva.
- Com experiência, dedicação, estudo e compromisso, o técnico aprende a reconhecer padrões anormais no traçado, o que faz muita diferença no diagnóstico precoce, a fim de melhor condução do caso.
- Padrões, como hipsarritmia, surto-supressão, estado de mal elétrico do sono e assimetrias exuberantes, devem figurar na lista de prioridade de conhecimento técnico.

BIBLIOGRAFIA

Gardella E, Cantalupo G, Larsson PG, Fontana E, Bernardina BD, Rubboli G, et al. EEG features in Encephalopathy related to Status Epilepticus during slow Sleep. Epileptic Disorders 2019;21(1);S22-S30.

Hirsch L, Fong MWK, Leitinger M, Laroche SM, Beniczky S, Abend NS, et al. American Clinical Neurophysiology Society's standardized critical care EEG terminology: 2021 version. J Clin Neurophysiol 2021;38(1).

Hrachovy RA, Frost JR, JD. The EEG in selected generalized seizures. J Clin Neurophysiol 200623(4):312-32.

Montenegro MA, Cendes F, Guerreiro MM, Guerreiro CAM. EEG na prática clínica: EEG na morte encefálica. 3. ed. Rio de Janeiro: Editora Thieme Revinter; 2018. 408 p.

Pavone P, Polizzi A, Marino SD, Corsello G, Falsaperla R, Marino S, et al. West syndrome: a comprehensive review. Neurological Sciences 2020;41:3547-62.

Ríos-Pohl L, Yacubian EMT. O ABC de um registro eletroncefalográfico: da teoria à prática clínica. Bela Vista: Alaúde; 2016.

O PACIENTE TEVE UMA CRISE, O QUE EU FAÇO?!

Pedro Sudbrack Oliveira
Paulo Emidio Lobão Cunha

Presenciar crises epilépticas, principalmente quando acompanhadas de muita movimentação, como numa crise tônico-clônica bilateral, costuma gerar ansiedade mesmo em profissionais da saúde experientes. Apesar de relativamente incomuns durante a realização do EEG de rotina, são eventos que inevitavelmente vão ocorrer, principalmente em serviços de neurologia.

No entanto, não há motivo para pânico! Nessas situações, os cuidados iniciais ao paciente são de simples execução por qualquer profissional da saúde, ou mesmo por leigos, desde que tenham conhecimento dos aspectos que serão discutidos ao longo deste capítulo. A adoção rápida de uma postura calma, porém assertiva, com realização sistemática das manobras descritas são fundamentais para que o objetivo principal da ação do profissional seja alcançado: a garantia da segurança do paciente.

Além de prezar pela segurança do paciente, cumpre ao técnico observar atentamente as características da crise, bem como a sua duração. Essas informações são muito valiosas e podem auxiliar na interpretação dos achados do EEG e, inclusive, influenciar no diagnóstico e no tratamento! Na maioria das vezes, as crises apresentadas estão relacionadas com a condição de base do paciente, sendo esta a situação que motivou a solicitação e realização do exame. As crises epilépticas, em sua grande maioria, são autolimitadas, ou seja, terminam espontaneamente sem a necessidade do uso de medicação.

A seguir, serão descritas as etapas de ação durante e após a ocorrência de uma crise epiléptica. É importante ressaltar que a ordem apresentada é meramente didática, e que a maioria das ações devem ser adotadas quase que simultaneamente, posto que as crises são, normalmente, eventos de curta duração (segundos a poucos minutos).

COMO PROCEDER DURANTE E APÓS UMA CRISE
Mantenha a Calma, não Deixe o Paciente Sozinho e Atente para o Horário de Início

O técnico, por ser o profissional que normalmente está em contato direto com o paciente, é o responsável por assumir o controle da situação, mantendo a calma e tranquilizando o acompanhante que porventura esteja nervoso durante o evento. O técnico deve sempre manter uma observação atenta e **nunca** deixar o paciente sozinho. Se a crise for do tipo convulsiva, com abalos de todo o corpo, chame ajuda sem abandonar o paciente. Ainda no começo da crise, observe o horário de início, com a precisão de segundos, ou cronometre a sua duração.

Previna a Ocorrência de Lesões Traumáticas

Uma das principais complicações durante uma crise epiléptica é a ocorrência de lesões traumáticas, como ferimentos, fraturas, luxações e até trauma craniano. Por isso, é fundamental prevenir acidentes e quedas sempre que possível, além de afastar objetos das proximidades do paciente. Nesse sentido, posicionar um travesseiro ou almofada abaixo da cabeça do paciente é uma medida que deve ser adotada sempre que possível. Se necessário, a colocação de objetos macios que amorteçam o contato do paciente com a parede, como travesseiros ou lençóis dobrados, pode também ser adotada. Se o paciente estiver em uma maca ou cama com travas de segurança, estas devem ser levantadas para evitar a sua queda.

Facilite a Movimentação e a Respiração do Paciente

O paciente deve ser colocado deitado de lado, para facilitar a respiração e evitar a aspiração de secreções ou vômitos. Esse posicionamento deve ser gentil, prevenindo assim a ocorrência de lesões musculares e esqueléticas. Pelo mesmo motivo, os movimentos do paciente não devem ser contidos. O paciente deve estar posicionado de lado, voltado para o profissional de saúde, para que seja possível observá-lo durante todo o evento (Fig. 22-1). Com o objetivo de facilitar a movimentação e a respiração do paciente, as roupas devem ser afrouxadas, principalmente nas regiões do pescoço e da cintura. É importante ressaltar que é **proibido** inserir a mão ou qualquer objeto na boca do paciente. Ações como essa podem levar a lesões de boca, fraturas dentárias, e inclusive lesionar as mãos do técnico!

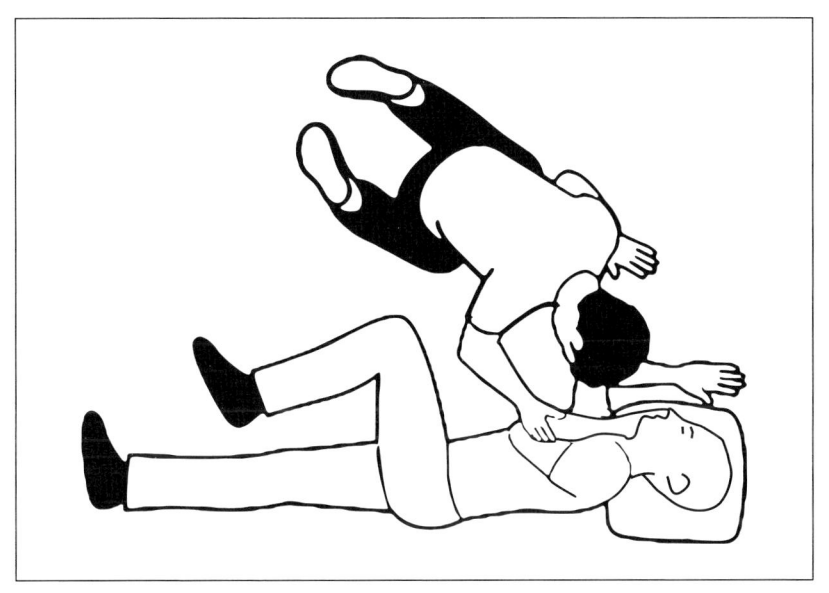

Fig. 22-1. Posicionamento correto do paciente com o técnico na sua frente.

Se Possível, Faça um Registro em Vídeo
Se houver uma pessoa para auxiliá-lo, como outro profissional da saúde ou mesmo um acompanhante, solicite a ele que faça um registro da crise em vídeo. Até mesmo um *smartphone* pode ser utilizado com essa finalidade. Esse registro pode auxiliar no diagnóstico do tipo de crise do paciente. O consentimento para a filmagem pode ser rapidamente solicitado ao acompanhante ou a informação de que a crise foi documentada pode ser passada ao paciente tão logo ele recobre a consciência.

Teste o Paciente Durante a Crise
Esse passo não é obrigatório, mas deve ser realizado sempre que possível, de preferência durante o registro em vídeo. Perguntas simples podem ser formuladas, com o objetivo de verificar se o paciente se encontra consciente, orientado e com as funções cognitivas preservadas. Alguns exemplos de perguntas são: "Qual o nome do senhor(a)?"; "O senhor(a) sabe onde está?"; "Quem é essa pessoa?" (apontar para o acompanhante); "Que objeto é esse?" (mostrar um objeto para o paciente e observar se ele é nomeado).

Após a Crise, Tranquilize e Oriente o Paciente
A ocorrência de uma crise pode gerar muita ansiedade no paciente, que muitas vezes recobra a consciência muito desorientado e assustado, sem saber

exatamente o que se passou. Explique ao paciente o que aconteceu numa linguagem acessível (p. ex., o senhor(a) teve uma crise). Seja gentil e reconforte-o, dizendo o que ocorreu e onde o paciente está. Ofereça-se para fazer companhia ao paciente até que ele chame um acompanhante, caso nenhum esteja presente no momento do evento. Não se deve oferecer líquidos ou comprimidos até que a pessoa tenha recobrado completamente a consciência. Após o término da crise, o paciente deve ser novamente testado. Caso se verifique que o paciente está orientado, o mesmo deve ser indagado sobre eventuais fatores desencadeantes do evento (p. ex.: não tomou a medicação, febre ou outros sinais de infecção).

Registre as Características e a Duração da Crise em Local Apropriado
O tempo de duração e as características da crise, bem como a presença de eventuais fatores desencadeantes, são informações importantes e devem ser registradas em local apropriado, seguindo as orientações específicas do setor (p. ex.: no arquivo digital do EEG a ser laudado ou em formulário específico). Caso a crise tenha ocorrido durante a realização do exame, é fundamental registrar da forma mais precisa possível o momento em que os sinais e sintomas foram surgindo e o momento em que a crise terminou.

SITUAÇÕES ESPECIAIS
Paciente que Permanece Consciente Durante a Crise
Caso o paciente mantenha a consciência durante a crise, tranquilize-o com palavras como: "fique tranquilo", "vai ficar tudo bem", "é uma crise fraca e logo vai passar", "não vou deixá-lo sozinho", "vou cuidar de você" etc. A tranquilização do paciente é fundamental, pois um paciente agitado apresenta maior risco de apresentar lesões físicas durante uma crise.

Paciente que Perde o Contato com o Meio, porém se Movimenta "Normalmente"
Nessas situações, é importante impedir que o paciente manipule objetos perigosos. Caso a pessoa esteja caminhando, permita que o faça dentro de um ambiente seguro, mantendo sempre uma postura calma e não combativa.

QUANDO PEDIR AJUDA
Em algumas situações, uma equipe médica de emergência deve ser acionada, para que o paciente seja avaliado e eventualmente um tratamento especializado seja instituído. São elas:

- Primeira crise "convulsiva" (crise tônico-clônica bilateral) na vida do paciente.

- Crise com duração superior a cinco minutos.
- Crises repetidas sem recuperação da consciência entre elas.
- Suspeita de trauma craniano.
- Paciente gestante.
- Dificuldade respiratória após a fase tônica (aquela na qual o paciente fica todo rígido).

Pontos-Chave

- Crises epilépticas serão presenciadas, não é uma questão de se irá ocorrer, mas sim de quando irá acontecer.
- O objetivo principal de um profissional de saúde nessa situação é garantir a segurança do paciente.
- Durante a crise, mantenha a calma e tome controle da situação, realizando medidas protetivas.
- Solicite atendimento médico de emergência sempre que indicado.
- Registre a duração da crise e as suas características em local apropriado.

BIBLIOGRAFIA

Brasil. Ministério da Saúde. Secretaria de Atenção à Saúde. Departamento de Atenção Especializada e Temática. Avaliação e conduta da epilepsia na atenção básica e na urgência e emergência. Brasília, 2018.

First aid for seizures. Epilepsy Foundation, 2022. Disponível em: <https://www. https://www.epilepsy.com/recognition/seizure-first-aid>. Acesso em: 05 de jul. de 2022.

Rosello LO. Primeiros socorros em crises epilépticas. In: Ríos-Pohl L, Yacubian EMT. O ABC de um registro eletroencefalográfico: da teoria à prática clínica. Bela Vista: Alaúde; 2016. p. 249-52.

Schomer DL, Silva FHL. Niedermyer's electroencephalography; basic principles, clinical applications, and related fields. 7th ed. Philadelphia: Lippincott Williams & Wilkins; 2018.

St John Ambulance. St John Ambulance: a company registered in England no. 3866129. Página inicial. Disponível em: <https://www.sja.org.uk/>. Acesso em: 05 de jul. de 2022.

REFERÊNCIA RÁPIDA AO TÉCNICO DE EEG

Aurivan Barbosa

1. Agende a manutenção preventiva por um técnico especializado, idealmente, a cada 3 meses;
2. Não ligue qualquer aparelho até que todos os cabos estejam apropriadamente conectados e verificados;
3. Não desconecte ou reconecte o cabo do cabeçal com o sistema ligado. Isto poderá danificar os amplificadores;
5. Inspecione o cabo de alimentação regularmente e não ligue o equipamento caso apresente qualquer problema;
6. Não ligue outros aparelhos na tomada do eletroencefalógrafo, seja por meio de extensões ou "T's" (benjamins);
7. Não remova qualquer tampa ou cobertura do sistema, sob risco de choque elétrico;
8. Não use o eletroencefalógrafo em conjunto com desfibrilador cardíaco;
9. Não use o eletroencefalógrafo em conjunto com equipamentos cirúrgicos de alta frequência, como bisturis eletrônicos;
10. Mantenha a temperatura da sala de exame não muito alta (evitando sudorese) ou muito baixa (evitando calafrios e rigidez muscular);
11. Calibre os amplificadores no início de cada dia de exame;
12. Teste a continuidade dos eletrodos no início de cada exame;
13. Não deixe restos de pasta de EEG nos fios dos eletrodos ou entre os orifícios do cabeçal nos quais se conectam os eletrodos, pois isso gera interferências, maus contatos e fuga de sinal de um eletrodo para o outro;
14. Não use pasta de EEG em excesso, pois dificulta a retirada dos eletrodos da cabeça do paciente, forçando os fios dos eletrodos;
15. Não deixe os eletrodos de molho em recipiente com água durante muito tempo, pois a água penetrará na fiação, gerando oxidação e rompimento da ligação fio/eletrodo;
16. Elimine ou minimize interferências e artefatos;

17. Mantenha os eletrodos limpos e secos após cada exame;
18. Substitua o conjunto de eletrodos a cada 6 meses, dependendo da qualidade deles;
19. Verifique se o plugue e a tomada elétricos estão com o pino de aterramento íntegros durante a manutenção preventiva trimestral;
20. Mantenha o paciente isolado de fios de energia, exceto eletrodos.

ÍNDICE REMISSIVO

Entradas acompanhadas por um *f* em itálico e um **q** em negrito indicam figuras e quadros, respectivamente.

A
Animal
  eletricidade do, 5
    descoberta da, 5
Apontamentos
  de um técnico experiente, 139-145
Artefato(s), 21, 119
  externo, 21
  fisiológicos, 119
    cardíacos e vasculares, 123
    cutâneos, 126
    movimentação ocular, 120
    musculares, 123
  interno, 21
  não fisiológicos, 127
    de ambiente, 130
    de eletrodos, 127, 129*f*
Atividade elétrica cerebral
  bases da, 15
    células e íons, 15
      a eletricidade nas batidas do coração
      e nas ondas cerebrais, 16
      entendendo o caminho do neurônio até o eletrodo, 20
      os elementos básicos da eletricidade animal, 15
      outros sinais captados pelo EEG, 21

C
Células
  e íons, 15
    os elementos básicos da eletricidade animal, 15
Coma
  EEG no, 35
    papel do técnico, 35
Condução capacitiva, 21
Condução de volume
  fenômeno de, 21
Coração
  eletricidade nas batidas do, 16
Córtex cerebral, 27
  camadas do, 29
Crises epilépticas
  e epilepsia, 39
    aspectos gerais sobre, 39
      classificação, 41
        tipos de, 42
      conceitos, 40
        crise, 40
        epilepsia, 40
      EEG nas, 46
      semiologia, 44*f*, 45*f*
Crises não epilépticas
  EEG nas, 36
    papel do técnico, 37

D
Demência
  EEG na, 34
    papel do técnico, 34
Dipolo, 20

Distúrbios metabólicos
  EEG nos, 35
    papel do técnico, 35
Distúrbios psiquiátricos
  e transtornos comportamentais, 36
    EEG nos, 36
    papel do técnico, 36
Doenças cerebrovasculares
  EEG nas, 33
    papel do técnico, 34

E
EEG
  breve história, 3
  descoberta da eletricidade animal, 5
  Hans Berger e a invenção do, 9
  não invasivo, 10
  primeiro, 10
  origens do, 3
  da criança
    peculiaridades técnicas no, 133
      manobras de ativação, 135
        abertura e fechamento ocular, 135
        fotoestimulação, 135
        hiperventilação, 136
      montagem dos eletrodos, 134
      preparo do paciente, 133
  em UTI, 149
  identificando situações de alerta no, 185
  indicações clínicas para o, 31
  instrumentação em, 77
  montagem dos eletrodos do, 91
  preparando a sala de exames, 69
    estabilizador elétrico, 72
    fonte luminosa, 72, 73*f*
    lençóis descartáveis, 74*f*
    localização, 71
    pia, 71*f*
    recomendações na construção, 69
    sistema de higiene
    e organização de materiais, 74*f*
  rotina de, 103
    eletro normal, 107
      ondas alfa, 108
      ondas beta, 108
      ondas delta, 109
      ondas teta, 108
    importantes conceitos, 103
    laboratório, 106
    morfologia, 109
    postura do técnico, 107
  técnico de
    o que se espera de um bom, 55
    atitudes e habilidades, 55
  prática da qualidade, 57
Eletrocardiograma, 172
Eletromiograma
  mentoniano, 172
  ocular, 172
Electroscópio, 5
Eletricidade
  biológica, 6
  cerebral, 8
    em animais vivos, 8
      elementos básicos da, 15
  cuidados com a
    segurança em primeiro lugar, 61
    aterramento, 64
Eletrofisiologia, 5
Encefalopatias
  EEG nas, 36
    papel do técnico, 36
Epilepsia
  aspectos gerais, 39
    classificação, 41
    crise, 40
      semiologia, *45f*
      tipos, 42
    EEG, 46
Escala de coma de Glasgow, **150q**

F
Fisiologia
  neuromuscular, 5
Fotoestimulação
  intermitente (FEI), 115
    recomendações atuais, 115
Funções cerebrais
  anatomia das, 8
  neuroanatomia e as, 23

G
Glasgow
　escala de coma de, **150q**

H
Hidroxizina, 88
Hiperventilação (HV)
　definição, 113
　tratamento, 113

I
Indicações clínicas
　para um exame de EEG, 31
　　na demência, 34
　　nas crises não epilépticas, 36
　　nas doenças cerebrovasculares, 33
　　nas encefalopatias anóxicas, 36
　　no coma, 35
　　nos distúrbios metabólicos, 35
　　nos distúrbios psiquiátricos
　　　e transtornos comportamentais, 36
　　nos processos inflamatórios cerebrais, 32
　　nos tumores cerebrais
　　　e lesões ocupadoras de espaço, 32
Instrumentação
　em EEG, 77
　　fundamentos básicos, 77
　　　amplificadores, 79
　　　amplitudes, 77
　　　caixa de junção, *79f*
　　　calibração, 77, 83
　　　corrente elétrica, 80
　　　eletrodos, *78f*
　　　impedância, 77
　　　　níveis elevados de, 80

L
Lesões
　ocupadoras de espaço
　　EEG nas, 32
　　　papel do técnico, 32
Lobo
　frontal, 26
　　danos, 26
　occipital, 26
　　localização, 26
　parietal, 27
　　funções, 27
　　localização, 27
　temporal, 26
　　lesão, 26
　　localização, 26

M
Mapas
　somatotópicos, 8
Melatonina, 87
Métodos de ativação, 113
　fotoestimulação intermitente, 115
　hiperventilação, 113
　sono e privação de sono, 117
Microvolts, 22
Montagem
　dos eletrodos do EEG, 91
　　denominação, 91
　　determinação de pontos cranianos, *93f*
　　disposição, *93f*
　　localização, 91
　　passo a passo, 94, 95-100
　　posicionamento, 91, *92f*
Morte encefálica
　cuidados técnicos na, 159
　etapas para realização do exame, 161

N
Neuroanatomia
　e as funções cerebrais, 23
　　conceitos fundamentais de, 24
　　　córtex cerebral, 27
　　　lobo frontal, 26
　　　lobo occipital, 26
　　　lobo parietal, 27
　　　lobo temporal, 26
　　　os ossos do corpo
　　　　e a estrutura craniana, 23
Neurociência
　cognitiva, 7
Neurofisiologia
　clínica, 7
Neuroimagem

técnicas de, 11
Neurônios
  composição dos, 19
  microcomputadores biológicos, 18

O

Ondas
  alfa occipitais, 10
  cerebrais
    eletricidade nas, 16
    elétricas, 16
Origens
  do eletroencefalograma, 3

P

Paciente
  preparo do, 85
    e sedação, 85
      etapa inicial, 85
      orientações, **87q**
      procedimento durante uma crise, 194
        como proceder antes
          e depois, 194
          quando pedir ajuda, 196
          registre as características
          e a duração da crise, 196
          situações especiais, 196
Pilha elétrica, 5
Poligrafia neonatal, 167
  conceitos básicos, 167
    artefatos, 169
    estados comportamentais, 168
      características dos, **169q**
    idade do paciente, 167
    método de registro, 171
      cinta abdominal ou torácica, 173
      eletrocardiograma, 172
      eletroencefalograma, 171
      eletromiograma mentoniano, 172
      eletromiograma ocular, 172
Potencial evocado, 8
Potencial de ação, 20
Primeiro manual de neuroanatomia
  fisiológica, 6
Processos inflamatórios cerebrais
  EEG nos, 32
    papel do técnico, 33

Prometazina, 88

R

Ritmos normais
  definição dos, 11
Rotina de EEG, 103
  laboratório, 106
  eletro normal, 107
  postura do técnico, 107

S

Segurança
  em primeiro lugar
    cuidados com a eletricidade, 61
    acidentes e mortes envolvendo, 62f
    choque elétrico, 63f
Situações de alerta no
  identificando, 185
    aspectos relacionados com o
      funcionamento do aparelho, 185
    aspectos relacionados com o
      traçado, 186
    crise eletrográfica focal occipital, 190
    crise eletrográfica focal temporal, 190
    descargas periódicas generalizadas, 188
    estado de mal elétrico durante o
      sono, 188
    hipsarritmia, 186
    padrão observado na síndrome de
      Lennox-Gastaut, 188
    padrão surto, 187
Sono
  e privação do, 117

T

Técnico de EEG
  o que se espera de um bom, 55-59
  referência rápida ao, 200
Teoria da neurologia evolutiva, 7
Tumores
  cerebrais
    EEG nos, 32

U
UTI
  EEG em, 149
    preparação para o exame, 151
    realização do exame, 152
    registros dos dados clínicos, 149
    traçados eletroencefalográficos de pacientes, 153

V
Videoeletroencefalograma
  informações básicas, 175
    características técnicas, 179
    cuidados com o paciente, 180
    indicações, 176
    o que é, 175
    orientações ao paciente, 176, **177q**
    uso do colódio, 177
Voltagem
  extracelular, 20